인생 2막을
건강하게

인생 2막을 건강하게

초판1쇄 인쇄 2015년 1월 26일
초판1쇄 발행 2015년 1월 29일

지은이 함준수

발행인 이왕재
펴낸곳 건강과생명(www.healthlife.co.kr)
주 소 110-460 서울시 종로구 대학로7길 7-4 1층
전 화 02-3673-3421~2 팩 스 02-3673-3423
이메일 healthlife@healthlife.co.kr
등 록 219-05-78242

총 판 예영커뮤니케이션
전 화 02-766-7912 팩 스 02-766-8934

정 가 10,000원

'라온누리' 는 '건강과 생명' 의 새로운 출판브랜드입니다.

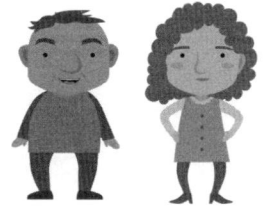

인생 2막을 건강하게

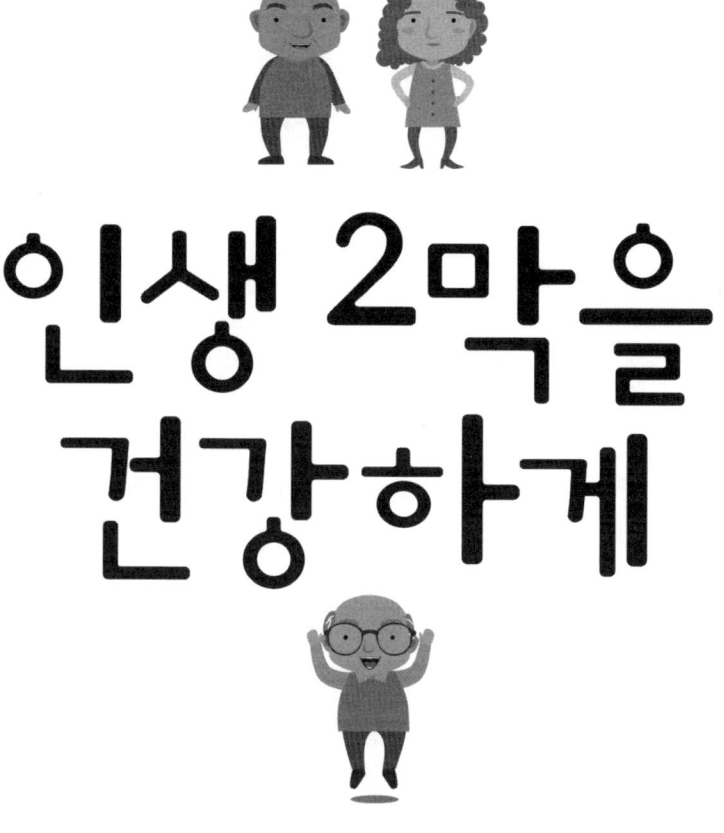

60세 넘어 알아야 할 건강 상식

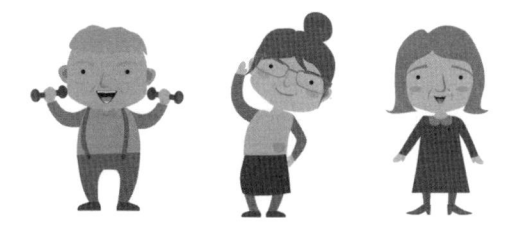

의학박사 함준수 지음

추천사

──── 우리는 지금 100세 시대를 살고 있습니다. 옛날엔 60이면 장수였고, 70세를 사는 사람이 드물었습니다. 장수는 과연 축복일까? 60도 살기 어려운 시대를 생각하면 축복이라고 할 수 있지만 막상 100세 시대를 살게 되다보니 장수가 무조건 축복이라고 말하기는 쉽지 않습니다. 장수는, 하지만 아무래도 나이가 들게 되면 이런저런 문제들이 생겨나게 마련입니다. 장수도 중요하지만 보다 중요한 것은 건강입니다. 건강하지 못한 장수는 오히려 고통이 될 수 있습니다. 그러므로 60이 넘어 노년의 시대에 들어서게 되면 자신과 가족을 위하여 건강에 대한 지식과 상식이 많아야 합니다. 물론 상식으로 자신의 건강을 다 지켜낼 수는 없습니다. 건강은 의사의 전문적인 도움을 받아야만 합니다. 그러나 건강에 대한 상식은 의사의 전문적인 도움 못지 않게 중요합니다. 건강에 대한 상식이 부족하면 병을 키우게 되기 때문입니다. 상식이 부족하기 때문에 때를 놓치게 됩니다.

저희 교회 장로님이신 함준수 교수께서 이번에 '육십세 넘어 알아야 할 건강 상식'이라는 부제를 단 '인생 2막을 건강하게'를 출판하셨습니다. 50가지의 노인성 질환과 증상을 다루고 있습니다. 그리고 집에서 평시에 손쉽게 할 수 있는 건강관리 요령을 이야기하고 있습니다. 저도 이제 60이

넘었습니다. 가끔 죽음을 생각합니다. 죽음이 두렵지는 않으나 죽을 때 너무 고통스럽지 않았으면 좋겠다는 바램이 저도 있습니다. 건강하면 쉽고 편하게 죽는 답니다. 건강하지 못하면 질질 끌다가 죽는 답니다. 저도 함장로님의 책을 잘 공부해서 건강을 잘 관리하다가 건강한 죽음으로 하나님 앞에 가고 싶습니다. 60이 넘으신 분들과 60이 넘으신 어른을 모시고 있는 모든 분들에게 추천합니다. _2014. 12. 높은 뜻 연합선교회 **김동호** 목사

서문

────── 어느덧 정년을 두어 달 남기며 세월의 빠름을 실감하고 있다.

이제 한 사람의 의료인으로 살아온 지난 40여 년의 삶을 나름대로 차근차근 뒤돌아보며 또 다른 새로운 시작을 준비할 수 있는 축복의 기회인 것 같아 감사가 넘친다.

어쩔 수 없이 나이가 들어가며 몸과 마음은 물론 환경과 여건 또한 점차 만년을 향해 약하여져 감은 부인할 수 없을 것이다. 그러나 한편으로는 한 사람의 신앙인으로 내가 가지고 있는 것 중 하나님께 부여받은 의술로 그동안 가난하고 소외된 많은 사람들을 섬길 수 있었다는 소명감과 일관성 있는 헌신이 내 삶 최고의 자본이었음을 감히 고백하며 보람과 함께 또 한 번 내 인생의 매듭을 짓게 되는 것에 자유함을 느끼고 있다.

특별히 2014년은 나름대로 여러 강의와 책자를 통해 노화와 더불어 찾아오는 질환들, 그리고 이를 극복할 수 있는 방법들과 나아가 삶과 죽음에 이르기까지 최선을 다해 기회가 닿는대로 언급하였다.

책을 준비하며 한 가지 바람은 독자들 자신이 누구에게나 주어지는 노년의 삶을 잘 준비하고 공부함으로써 자신의 노후를 좀 더 올바른 마음과 바른 자세로 맞이할 수 있기를 바란다.

성경 속의 바울 사도가 죽음을 앞두고 남긴 마지막 말을 내 삶의 중심에 항상 기억하고 있다.

"나는 선한 싸움을 싸우고 나의 달려갈 길을 마치고 믿음을 지켰으니

이제 후로는 의의 면류관이 나를 기다리고 있다."

어차피 찾아올 인생의 총결산 점에 설 때 자신의 가치를 가장 최고의 평가에 줄 수 있도록 모두가 아름다운 노년의 삶을 준비하시길 기대해본다.

목차

1

1장_ 수명 Life span

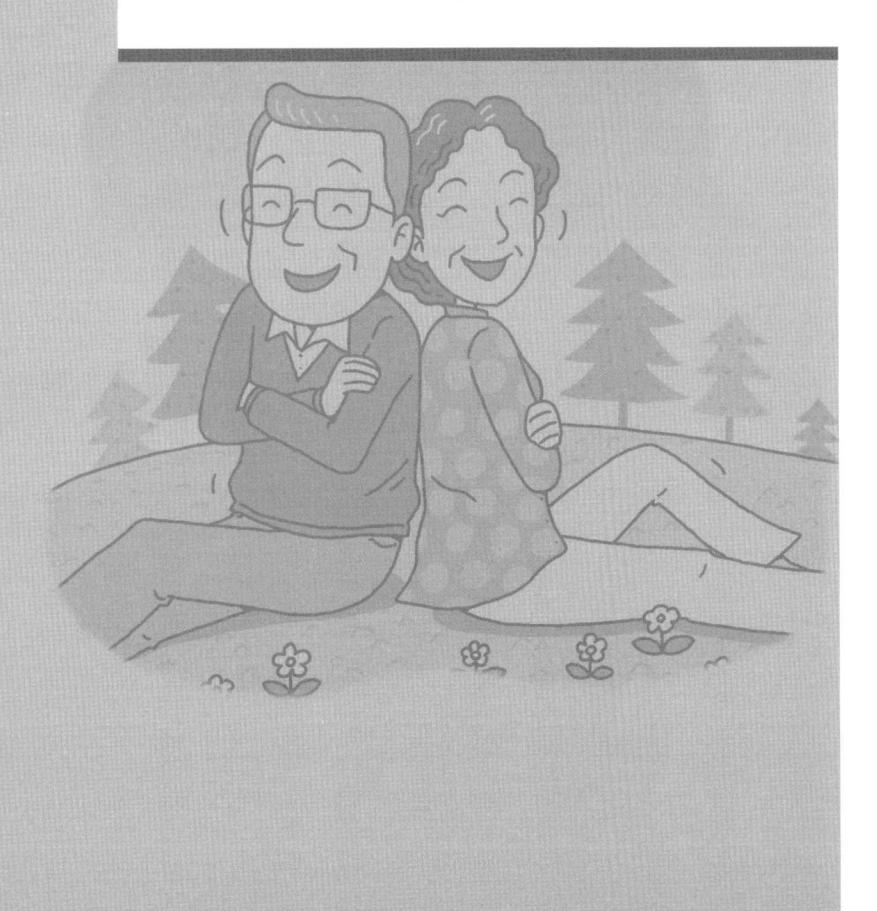

1장 _ 수명

1. 수명 (Life span)

출생부터 사망까지의 기간을 수명이라고 하며, 한 개체가 출생 후 평균 몇 년이나 생존하는가를 계산한 것을 평균수명이라고 한다. 일반적으로 동물은 그 크기와 수명이 비례하여, 작은 동물인 쥐는 약 1년, 큰 동물인 수염고래는 약 100년을 산다고 한다. 사람과 유사하다는 원숭이의 수명도 30~40년에 불과한데 비해 사람은 예외적으로 120년 가까이 살 수 있도록 창조되었다. 실제 사람 머리카락의 수명이 5년 정도이고 평생 25회의 머리카락이 새롭게 나온다는 점을 미루어 보면 인간의 수명이 120년 가깝다는 이론이 실질적으로 증명된다. 그러나 인간의 수명은 우리들 스스로가 잘 관리하지 못해 오히려 점차 줄어들어 백세시대를 기대하기가 어려

웠음을 안다. 그럼에도 불구하고 급속도로 변화하는 의학 및 생명공학의 발달로 수명은 연장추세를 지속하여 우리들이 살아있는 동안 100세 시대가 올 것(James Vaupel, 영국 Cambridge대학)이라고 하니 머지않아 원래 하나님이 허락하신 수명(120세)을 되찾게 될 것이다. 한편 단순히 얼마나 오래 살았느냐가 아니라 실제로 활동을 하며 건강하게 산 기간이 어느 정도인지를 나타내는 지표를 건강 수명(Disability adjusted life expectancy)이라고 하는데 이는 선진국에서는 평균수명보다 중요한 지표로 인용된다. 또 한 가지 흥미로운 것은 2002년 영국의 심리학자 로스웰(Rothwell)과 인생 상담사 코헨(Cohen)은 행복지수(Happy planet index)라고 하는 공식을 발표하였는데, 이들은 18년 동안 1,000명의 남녀를 대상으로 80가지 상황 속에서 자신들을 더 행복하게 만드는 5가지 상황을 고르게 하는 실험을 하였다. 그 결과 행복은 인생관, 적응력, 유연성 등 개인적 특성을 나타내는 P(personal), 건강, 돈, 인간관계 등 생존조건을 가리키는 E(existence), 야망, 자존심, 기대, 유머 등 고차원 상태를 의미하는 H (higher order) 등 3가지 요소에 의해 결정된다고 주장하였다. 이들은 3요소 중에서도 생존조건인 E가 개인적 특성인 P보다 5배 더 중요하고, 고차원 상태인 H는 P보다 3배 더 중요한 것으로 판단하여 행복지수를 P + (5×E) + (3×H)로 공식화하였다. 즉 우리의 노력에 따라 행복지수의 척도에 의한 건강수명을 연장할 수 있을 것이고 멀지 않아 수명 100세의 시대가 올 것이며, 또한 우리 모두는 이를 위하여 철저히 준비해야 할 것이다. 그런 의미에서 이제는 보다 전략적으로 우리의 삶을 관리하고 남은 날들을 계획할 필요가 있다고 생각한다.

2. 장수 (Longevity)

흔히들 사람들은 40대 이후에는 자신의 얼굴에 스스로 책임을 져야 한다는 말들을 한다. 즉 나이가 들어가면서 육체적인 건강뿐 아니라 정신건강도 잘 관리해야 한다는 의미일 것이다. 그러나 대부분의 사람들은 육체의 건강에만 집착하여 오히려 아름답지 못하게 늙어 가는 경우를 본다. 일반적으로 우리에게 잘못된 건강에 대한 인식에는 1) 지나친 건강집착 2) 과도한 체력단련과 체중조절 3) 의약품 오ㆍ남용 4) 강장ㆍ강정제 남용 5) 누적되는 스트레스 무시 등을 들 수 있다. 결국 자신의 건강(신체적ㆍ정신적)은 자기 자신에 달려 있음을 알 수 있다. 특별히 정신건강의 중요성을 강조한 일본의 작가 소노 아야꼬는 그의 책《나는 이렇게 나이 들고 싶다》에서 1) 무조건 명랑할 것 2) 무슨 일이든지 스스로 할 것 3) 자주 버릴 것 4) 공격적이지 말 것 5) 의사표시를 솔직하게, 분명하게 할 것 6) 푸념하지 말 것 7) 가족들이라고 함부로 말하지 말 것 등을 권하고 있다. 또한 19세기 최고의 오페라 작곡가 베르디(Verdi)는 80세에 오페라 곡을 작곡하면서 '음악가로서 나는 평생 완벽을 추구하여 왔으나 늘 아쉬움이 남아 있다. 그러기에 내게는 한 번 더 도전해야 할 의무가 있다고 생각했다'는 말을 했는데, 경영학의 대부로서 90세까지도 저술활동을 한 피터 드러커 박사(Peter Drucker)는 이 베르디의 말을 삶의 길잡이로 삼아 생을 마감할 때까지 연구와 집필을 계속하였다고 한다. 이들의 이러한 열정이 결국 건강을 유지할 수 있는 원동력이 되었을 것이다. 또한《당신은 최대한 젊게 삽

니까(Are You as Young as You Can Be?)》의 작가인 마이클 로이진 교수(Michael Roizen, 뉴욕 주립대 의대)는 유전 · 생활습관 · 환경 등 인간의 수명에 영향을 미치는 125가지 기준을 마련했으며, 이를 토대로 생체 나이(Biological age) 측정법을 제안하고 실제 나이(Chronological age)보다 젊게 사는 78가지 방법을 제시해 왔다. 그가 전하는 젊게 사는 비법 중에는 다음과 같은 것들이 있다. 1) 공부하는 자세를 가져라. 2) 규칙적인 운동을 하라. 3) 담배를 피하라. 4) 비타민을 복용하라. 5) 성생활을 즐겨라. 6) 스트레스를 줄여라. 7) 아침 식사를 하라. 8) 많이 웃어라. 9) 이와 잇몸을 건강하게 유지하라. 10) 항상 건강상태를 점검하라. 결론적으로 생체나이는 우리의 삶의 형태와 밀접한 관계가 있고 우리 스스로의 선택과 노력으로 생체나이를 얼마든지 조절 할 수 있다는 의미이다.

3. 장수의 비결 (Secrete of long life)

15세기 말 크리스토퍼 콜럼버스와 남미 대륙을 함께 탐험했던 스페인 태생의 폰세 데 레온(Ponce de Leon)이라는 한 사람의 이야기가 있다. 그는 콜럼버스와 함께 탐험 중 어느 한 곳의 원주민들로부터 노인도 젊어지게 할 수 있다는 '청춘의 샘'(Fountain of Youth)이 있다는 소문을 들었다. 그리고 대륙탐험의 꿈이라는 진정한 삶의 목표를 잊어버린 채 평생 그 샘을 찾아다니다 결국 허망하게 죽어간, 그저 잊혀진 탐험가가 되고 말았다. 이와 같이 인간은 누구나 폰세 데 레온이나 진시황과 같이 할 수만 있다면 장수를 꿈꾸고 싶을 것이다.

　일반적으로 학자들은 인간의 장수를 생물학적이고 문화적 현상의 결과로 보고 있으며, 장수는 연령의 문제일 뿐 아니라 오래 사는데 요구되는 신념을 포함하는 개념이라고 주장하고 있다. 다시 말해 장수를 위한 특별한 비결보다는 살아가는 방법에는 지혜가 필요함을 깨달을 수 있다. 일본에서 '신노인운동'을 주창해 새로운 사회운동으로 발전시킨 98세의 내과의사 히노하라 시게아키 박사는 "나이가 들어서도 얼마든지 건강하고 창조적인 삶을 펼칠 수 있고, 그렇게 돼야 한다"고 단호히 말한다. 모든 사람들의 바램처럼 세월을 이길 수 있는 젊음을 유지할 수 있는 능력이 우리에게는 없지만, 우리들 각 자의 마음속에 이미 부여해 주신 삶 속에서 삶이란 기쁨의 색깔을 가지고 있고 새로운 기회를 경험할 수 있다는 긍정의 힘, 또 주변의 아름다운 세계를 보며 매 순간 함께한 사람들과의 소통 속에서 배워지는 사랑의 능력을 발휘할 때 자신 만의 '청춘의 샘'(Fountain of Youth)을 발견하며 창조할 수 있을 것이라는 확신이 든다.

　어떻게 보면 삶의 신비는 외적인 감각 뿐 아니라 내적인 감각 즉 정신과 의지와 마음에 있어서도 살아있기에 성공뿐 아니라 실패도 경험하며, 기쁨뿐 아니라 고통도 경험하고 또 울며 웃고 꿈꾸며 희망한다. 그러한 가운데 참으로 자신의 재능과 능력과 은사를 다 사용하여 새로운 기회의 내일을 창조할 수 있을 것이다.

2

2장_ 노인 The aged

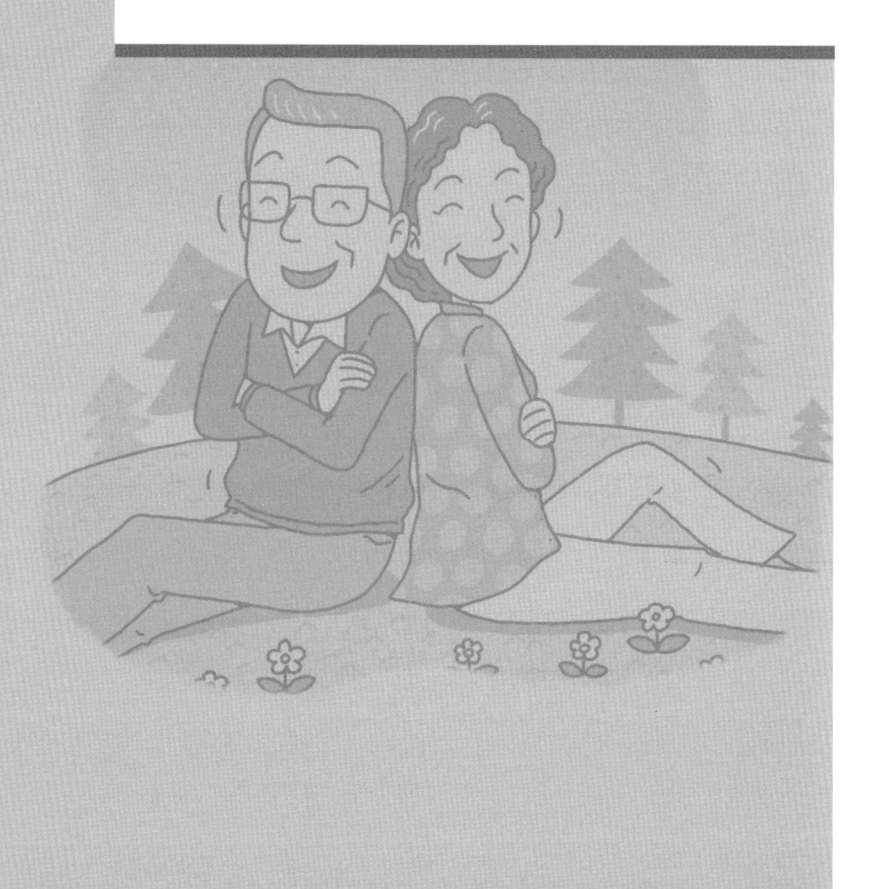

2장 _ 노인

1. 노화 (Aging)

노인 인구의 증가와 더불어 전 세계적으로 매일 약 10만에 달하는 사람들이 노화와 관련된 질환으로 사망하고 있다. 노화의 원인에 대하여 분자생물학 수준에서의 연구가 활발하게 이루어지고 있으나 아직 정설은 없으며 일반적으로는 일생동안 활성산소와 같은 유해한 자극이 몸 안에 누적되어 신체를 약화시킨 결과라는 오류설과 유전자에 의해 이미 결정되어 있다는 예정설이 받아들여지고 있다. 미국 남가주대학의 버나드 스트렐러(Bernard Strehler) 교수는 노화의 정의를 1) 누구에게나 예외없이 오는 현상 2) 생명체 고유의 변화 3) 지속적으로 진행되는 변화 4) 기능저하를 동반하는 현상으로 정의하였다. 즉 노화는 생물학, 심리학, 사회적 노화의 여러 가지 면에서의 변화과정을 포함하는 것이다. 한편 시카고대학의 리차드 포스너(Richard Posner)교수는 노화과정의 적응도에 따른 성격적 유형을 1) 성숙형(비교적 어려움 없이 노년기에 접어들고 현실 그대로 받아들이며 일상적인 활동이나 대인관계에 대해 만족) 2) 은둔형(일생 지녔던 무거운 책임을 벗어던지고 복잡한 대인관계와 사회활동에서 해방되어 조용히 지내게 된 것을 다행스럽게 여김) 3) 무장형(늙어가는데 대한 불안을 방어하고 신체의 변화를 막기 위해 사회적 활동 및 기능을 계속하여 유지하려고 노력) 4) 분노형(인생의 목표를 채 달성하지 못하고 늙어버린데 대해 비통해 하며 실패의 원인을 자기 자신이 아니라 시대와 환경 탓으로 돌림) 5) 자학형(자신을 탓하며 비관하여 우울증에 빠지고 자살을 기도)으로 분류하고 있다. 우리에게는 가장 익숙하게 늙은이란 뜻으로 표현되는 노인(老人)이나, 평생 일을 붙잡고 놓지 않는 노인(勞人), 물질이나 분노 또는 가족으로부터 벗어나지 못하고 종노릇 하면서 사는 노인(奴人)이라는 표현이 있는가 하면 무엇엔가 뜻을 두고 죽는 날까지 그 일을 위해 꾸준히 힘쓰는 노인(努人)이나 길을 걷듯 젊은이들을 선도하는 활동적인 노인(路人)과 다른 사람을 돌보는 일에 헌신하는 노인(露人)이라는 표현도 있다. 결국 어떻게 노인이 되어 가는가 하는 것은 우리가 준비하고 훈련되어야 할 과제임이 분명하다. 우선 성공적인 노화의 3가지 조건은 1) 질병과 장애를 피해가고 2) 정신적 기능과 신체적 기능을 높이 유지하며 3) 적극적으로 인생에 참여하는 것이라고 할 수 있다. 흥미로운 사실 하나는 노인의 두뇌가 오히려 젊은이의 두뇌보다 더 현명할 수 있다는 이론이 제시되었다(New York Times, 2008년 5월). 즉 젊을 때에는 지능이 유동성으로 추리, 연산, 기억 및 도형지각능력 등 경험과 무관한 지능이 발달되어 있으나, 노인은 어휘, 상식, 이해, 판단 등 교육, 경험 그리고 훈련 등에 의해 발달되는 결정형 지능을 갖게 되어 오히려 사회생활과 일상적인 중요한 결정에 필요한 판단력의 기초가 되는 지능이 활성화 될 수 있다는 것이다. 그러므로 나이가 들면서 더욱 지적건강의 즐거움을 누릴 수 있음을 알아야 한다. 우리에게 허락된 수명이 120세인데, 대부분 80세가 넘어가며 건강을 잃고 있는 것은 어쩌면 우리의 노력이 부족한 탓이 아닌가 싶다. 그러므로 우리는 보다 전략적으로 삶을 관리하고 노년의 삶을 계획할 필요가 있다고 생각된다.

2. 노화의 변화 (What to expect as you get older)

정상적으로도 누구나 노화와 더불어 다음과 같은 신체의 변화가 따른다.

(1) **피부의 변화** : 모든 피부 층이 얇아지고 피하지방도 감소, 피부 긴장 소실, 피부에 주름발생, 땀샘과 피지선의 분비기능 감소, 혈관의 허약성 증가, 모발의 색소분비세포의 감소 등이 나타난다. 또한 교원질과 탄력소의 변화로 탄력과 저항력이 약화되며 모공의 위축과 호르몬의 영향으로 탈모가 생기게 된다.

(2) **심혈관계의 변화** : 노인의 심혈관계 변화로는 좌심실비대, 이완기능 저하 및 불용성 위축, 동맥탄성도 및 신축성 감소, 혈압 자율조절 영역 감소, 교감신경에 대한 반응 저하, 심박출 양 효율성 감소, 최대

맥박수 감소 등이 있으며, 심장근의 섬유조직과 지방은 증가하고 혈관 내 지방이 침전되기 쉽다.

(3) 호흡기계의 변화 : 폐 실질의 변화로 모세혈관의 감소, 폐포 간막 퇴화로 폐포 탄력성 감소, 기관지 상피와 점액선 퇴화, 공기확산 능력 저하, 섬모운동 감소, 폐활량 감소, 호흡 조절의 민첩성 감소, 동맥혈 산소농도 감소, 호흡기 억제 약물치료의 부작용에 대한 민감성 증가 등이 나타날 수 있다.

(4) 뇌신경계의 변화 : 뇌 실질(특히 전두엽 피질, 측두엽) 위축과 뇌실공간 확장, 신경전달 물질 감소, 신경근섬유 엉김 등이 나타나며, 기능적으로는 감각 및 운동 기능의 저하, 기억력 감퇴, 지적 기능 둔화, 고유감각 감소 등이 있다.

(5) 소화기계의 변화 : 구강점막의 위축, 입맛의 감소, 소화기능의 저하(식도괄약근과 위 및 소장 퇴행성 변화)와 내장 감각의 둔화(소장 점막 위축, 항문내 괄약근 긴장도 감소), 저작기능의 감소(치아상실, 치주질환) 및 식욕의 저하(혀 위축, 침 생산 감소) 등으로 여러 질병을 동시에 갖는 경우가 많다.

(6) 근 골격계의 변화 : 골격근 약화, 근육의 유연성과 탄력성 저하, 근섬유의 크기와 수 감소, 골밀도 감소, 관절 연골의 변성 등의 변화

가 오며 척추 추간판의 골밀도 상실로 키가 줄어들고 척추 만곡 등의 변화로 구부러진 자세를 취하게 된다.

(7) **내분비계의 변화** : 기초 신진대사율과 호르몬 생산 및 분비가 감소하고 호르몬 수용기의 수가 줄면서 표적 조직의 호르몬에 대한 반응이 감소하게 되며, 인슐린에 대한 예민성 감소, 에스트로겐 호르몬 감소, 갑상선 기능 이상, 코티졸 분비 증가 등이 나타날 수 있다.

(8) **비뇨기계의 변화** : 신장의 신혈류 감소와 사구체 여과율 감소, 방광근육 비대와 배뇨근의 수축력 감소 및 방광내압의 균형 변화, 요도의 소변 배출 조절 약화, 남자 전립선비대, 성 기능의 장애 등이 있다.

(9) **혈액 면역계의 변화** : 골수기능저하로 빈혈이 생길 수 있고, 림프구 아군집의 변화와 세포 매개성 면역성 변화, 면역 글로부린의 변화 등으로 감염에 약해지며 몸의 적응능력의 약화와 질병에 대한 반응력이 감소된다.

(10) **감각기의 변화** : 시각의 변화로 안구 조절기능 저하, 동공크기 감소, 광선 조절 반응 감소, 안검 탄력성 감소, 눈물의 감소 등이 나타나고 시야가 좁아지기도 한다. 청각도 변화되어 내이의 퇴행성 변화, 귀지 매복, 고막 탄력성 저하, 기저막 유연성 감소, 이모세포 혈액 공

급 감소 등이 온다. 후각의 변화로 후각세포 감소, 후각 감각능력 감소로 식욕감퇴가 유발되기도 한다. 미각 또한 변화되어 신맛과 쓴맛 감지기능이 증가되고 단맛 감지기능은 감소된다. 촉각의 변화로는 온도 식별감각의 저하, 손과 눈의 동작통합능력 감소, 통증감각 둔화 등이 발생하기도 하며, 운동감각도 퇴보하여 몸의 평형 유지능력이 감소된다.

이와 같은 노화와 더불어 육체적인 변화는 어쩔 수 없는 일이지만 사람에게는 태어날 때부터 무상으로 주어진 것과 노력해서 얻어지는 것이 있다. 건강은 아마도 무상으로 하나님께 얻은 선물 중 하나일 것이다. 우리는 거저 받은 이 귀한 건강을 의지적 훈련과 자기노력을 통해 유지해야 할 것이다. 또한 무엇보다도 자신에 대해 자족하는 마음을 깨닫게 될 때야말로 우리 자신을 가장 건강하게 만드는 특효약이 될 수 있지 않을까 생각해 보며 지금 주어진 작은 일에 감사할 수 있는 긍정적인 마음의 여유가 모든 병을 물리칠 수 있는 건강법이 되지 않을까 하는 확신을 가져 본다.

3. 노화에 영향을 미치는 요소 (Factors Influencing Physical Aging)

우선 노화의 원인은 여러 가지 요인에 의해 설명되고 있는데, 유전자 및 그 발현 조절을 통한 유전자설, 생물의 유전자 속에 수명시계를 가지고 태어난다는 세포수명설, 그리고 활성산소에 의하여 세포구성성분의 산화적 스트레스에 의한 활성산소설 등이 있다(미국 네브라스카대학 Harman교수). 그러나 최근 연구는 과거와 달리 생활양식이 주로 노화에 관여하는 것으로 밝혀졌으며 노화에 영향을 미치는 요소는 다음과 같다.

(1) **유전**(Genetics) : 노화와 유전자 손상설, 유전 조절설, 게놈(genome) 서열로 노화 유전자 발견 등의 노력을 하고 있으나 실제 유전자의 영향은 20%에 불과하다.

(2) **환경**(Environment) : 생물학적 영향(세균, 바이러스, 기생충), 화학적 영향(독소, 알레르기, 중금속), 생태학적 영향(공기, 물, 방사능) 등이 영향을 미친다고 보나 20% 정도에 불과하다.

(3) **건강관리**(Healthcare)**와 의료활동**(medical activity) : 건강을 유지하기 위한 노력과 정기 검진, 예방접종, 영양관리 등도 10%밖에 영향을 주지 않는다.

(4) **생활양식**(Lifestyle) : 규칙적인 생활(운동, 식사, 성), 수면(7시간 이상), 웃음(20초 웃음은 5분 조깅의 효과가 있다), 사랑(가족, 친구), 의식(삶의 이해) 등이 중요하며 그 영향은 50% 이상이다.

(5) **그 밖에 스트레스와 누적된 손상, 치유능력** 등이 관여한다. 일반

적으로 노화를 촉진하는 요소로서 비만, 흡연, 스트레스를 들고 있으며 노화를 촉진하는 음식인 트랜스지방, 포화지방, 염분, 당을 피하는 것이 노화의 예방에 중요하다고 한다.

그러므로 일상생활에서 이러한 것들을 생각하며 좋은 습관을 유지해야 한다. 즉 규칙적이고 바른 식생활, 규칙적인 운동, 바른 수면, 긍정적인 사고와 태도 그리고 스트레스의 극복으로 바른 생활양식을 유지하는 것이 중요하다.

4. 노쇠 (senescence, biological aging)

노화는 성장세포의 약화로 근육, 뼈, 심장, 폐 기능이 약해지는 것으로 자연스럽게 늙어가는 과정이라면 노쇠는 여러 이유로 노화가 빨라지면서 신체 기능과 면역력 등이 떨어져 허약해지고 질병에 취약한 상태가 되는 것이다. 그러므로 노쇠는 적극적으로 예방하고 치료해야 하는 신체기능의 퇴폐라고 할 수 있다. 노쇠는 체중감소, 활력감소, 보행속도감소, 신체활동감소, 허약의 다섯가지 중 세 가지 이상일 때 정의된다(Fried LP, 2001). 일반적으로 65세 이후 7%, 80세 이후 20%에서 오며 여자가 남자보다 유병률이 2배 정도 높다. 또한 고령, 낮은 교육정도, 기능장애, 동반 질환이 많은 경우(심혈관, 호흡기, 관절, 당뇨)에 노쇠가 빨리 발생한다. 노쇠의 기전은 염증의 진행, 내분비계(호르몬) 변화, 혈액 응고계의 변화 때문으로 생각되며 그 치료는 혈압과 고지혈증을 조절하고 골절을 예방하며 인지기능 저하를 예방하기 위한 운동, 호르몬치료(결핍시), 기타 약물치료 등이 도움을 준다. 노쇠를 예방하기 위해서는 활동량 늘리기, 근력 키우기, 질환 및 통증 관리를 잘 해야 하며 무엇보다도 공동체 생활이 중요하다.

5. 노년 준비 (preparation for aging)

자연에 사계절이 있고 각 시기별로 독특성, 특권, 아름다움이 있듯이 우리의 인생도 각 시기마다 의미가 있다. 노년은 생각하기에 따라 자신의 삶을 돌아볼 수 있는 시기로서 인생의 성숙기 또는 황금기가 될 수도 있다. 정신의학자 폴 투르니에(Paul Tournier)는 그의 저서 '삶의 계절'에서 노년기를 장밋빛으로 볼 수도 회색빛으로 볼 수도 있다고 표현하였고, 그의 76세 때 저서 《퇴직과 노년의 심리학》에서 훌륭한 노인과 무서운 노인의 두 가지 모습의 노인을 소개하였다. 이와 같이 노년기를 어떻게 준비하느냐에 따라 우리의 모습이, 우리의 노후의 삶이 달라질 것이다. 무엇보다도 자신을 돌아보며 여유를 가지는 것, 즉 앞만 바라보며 달렸던 경험을 잠시 내려놓고 자신에게 주어진 삶의 가치에 대해 진지하게 스스로에게 질문을 던져보는 시간을 가질 때 앞으로 어떻게 계속해서 걸을 수 있을지의 해답이 주어지지 않을까 생각한다. 물론 규칙적인 식사와 운동 그리고 수면은 필수적이며 다음으로는 취미생활과 일거리 및 주거환경, 그리고 무엇보다도 노후의 원만한 부부관계가 삶의 질을 좌우하는 중요한 요소임은 틀림 없다. 그러하기에 노년의 삶은 중년시기 때부터 일찍 준비하는 것이 좋으며 특히 신앙은 중요한 의미를 갖고 있어 노년기에는 더욱더 절실하게 도움이 된다. 미국의 영성 작가인 고든 맥도날드(Gorden McDonald) 목사는 그의 저서 《하나님이 축복하시는 삶》에서 아름다운 노년의 신앙인들의 특징을 다음과 같이 정리하였다. 1) 감사를 표현할 줄 안다. 2) 젊은 세대가 성취한 일에 대해 관심을 기울인다. 3) 마음을 항상 예리하고 민감하게 한다. 4) 인생을 거시적인 관점에서 사고하는 능력을 가지고 있다. 5) 퇴직은 하지만 은퇴를 모른다. 6) 친절과 인정을 베푸는 사람들이다. 7) 배우자를 극진히 사랑한다. 8) 이전에 지녔던 제도적인 힘에 매달리지 않는다. 9) 죽음을 두려워하지 않는다.

6. 노년과 공동체생활 (aging and community)

우리 인간은 동물과는 달리 오래전부터 어떻게 하면 노화과정을 늦추고 죽음을 회피할까 노력을 해 왔다. 그 결과 많은 의학연구진들에 의하여 노화의 과정이 설명되어졌고 그에 따른 질환의 예방 및 치료가 연구되어 왔다. 누구보다도 성공적 노화를 이루는 사람은 마치 쌍둥이 형제를 가진 사람과 같이 다른 사람들과 함께 잘 어울리는 사람들이다. 즉 함께하는 가족, 친지, 동료들과의 소통이 노화와 노인건강에 매우 중요한 요소이다. 우리 삶 가운데 사랑하는 사람들과 함께 한다는 것은 사랑과 돌봄 뿐 아니라 정신건강도 증진시켜 주며(Joan Tucker, human analyst), 사회망(social network)은 건강과 복지에 도움을 줄 뿐 아니라 강한 질병 퇴치 면역체계로서 모든 질병의 해독제로 작용할 수 있는 것이다. 우리나라 역시 현재 독거노인은 80만 명에 이르고 있고 독거노인 가구도 18.2%로 5년 전에 비해 25만 명, 2% 증가하였다고 하며(한국보건사회연구원, 2005), 전체 노인의 41.0%가 자녀와 함께 살지 않고 있다고 한다. 특히 일상생활에서 고독감을 느끼는 노인이 58.9%, 자녀와 갈등을 겪는 노인이 약 50%이나 경제적으로 독립할 수 있는 노인은 30%가 되지 않는다고 한다(한국노인문제연구소). 프랑스 저널리스트 베르나르 올리비에(Bernard Olivier)가 은퇴는 점점 침몰하는 배에 앉아있는 듯 하다고 표현했듯이 노후를 대비하여 경제적인 면뿐 아니라 사회적 관계나 여가생활까지 미리 설계하는 것이 중요하다. 또한 미국 남가주대학(UCLA) 연구에 따르면 65세 이상 은퇴자들이 자원봉사 활동을 하는 것이 사망 위험을 크게 낮춘 것으로 보고하였다. 그러나 실제 우리나라의 자원봉사 참여율은 이웃 일본이나 미국에 비해 크게 낮은 수준이며 이는 우리의 사회복지제도가 아직은 잘 발달되어 있지 않은 탓이다. 무엇보다도 우리나라에서는 노인의 자살률이 꾸준히 증가하고 있으며 고독이 가장 큰 이유라고 한다. 그러므로 노인들에게 가족이 함께하거나 기관을 통한 공동체생활 그리고 적절한 사회망(social network)을 유지하는 것(facebook 이용 등)의 필요성은 말할 나위가 없다.

3

3장_ 노인질환 Health problems in the aged

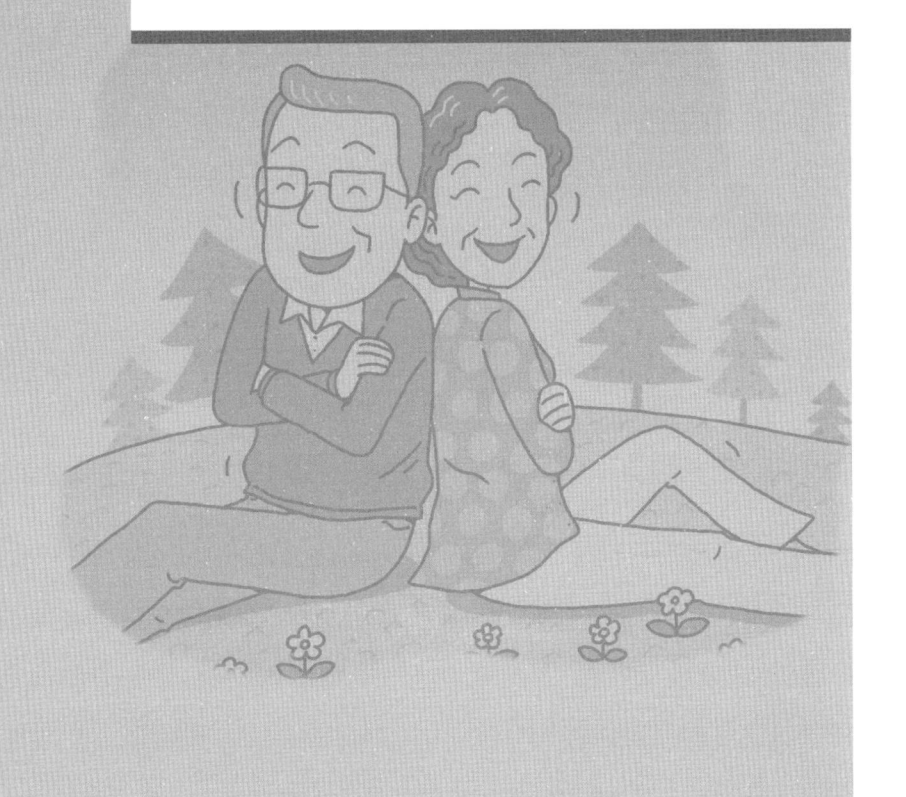

3장 _ 노인질환

서론 (Introduction)

우리사회의 노인인구는 1990년 후반부터 급증하기 시작하여 현재는 전체 인구의 10%(530만)를 차지하며 어느덧 고령화 사회가 되었다. 노인이 되면 신체적, 정신적으로 여러 가지 변화가 일어나는 데 외형상으로는 키가 줄어들기 시작하고 손발과 얼굴의 피하지방이 소실되어 주름이 생기기 시작하며 머리털도 회색으로 변하게 된다. 골격과 근육도 약화되기 시작하여 몸은 위축되나 복부의 피하지방은 오히려 축적되고 입안은 건조해지며 위장운동이 떨어진다. 또한 심장과 폐의 기능이 약화되고 신장의 기능도 변화될 뿐 아니라 면역기능이 저하되어 만성질환(고혈압, 심장병, 당뇨병 등)의 상병률이 증가되고 만성질환의 합병증도 쉽게 올 수 있게 된다. 이 외에도 신체

기능과 감각기관의 퇴화, 수면시간의 감소, 성기능의 감퇴 등으로 일상생활의 적응이 점차 어렵게 되고 주위환경에 대한 적응력도 떨어지게 된다. 더욱이 심리적으로도 변화가 오기 시작하여 대부분 과거 지향적이고 소극적으로 변하게 되어 소외감과 고독감이 찾아오는 경우가 일반적이다. 우리는 오래전부터 노인이 겪고 있는 삼고(三苦 : 빈고, 병고, 고독고)를 노인문제로 생각해 왔으나 산업사회가 도래하면서 무위고(역할상실)를 덧붙여 노인의 사고(四苦)라고도 하며 이와 더불어 죽음의 문제까지 우리가 서로 돕고 해결해 나가야 할 노인 문제라고 생각된다. 노인의 질환으로는 1) 안질환 2) 귀질환 3) 피부질환 4) 관절질환 5) 소화기질환 6) 호흡기질환 7) 심혈관질환 8) 정신질환 9) 갱년기 장애 10) 배뇨장애 11) 악성 정신질환 등을 들 수 있으며, 노인의 주 사망원인으로 심장질환과 뇌질환, 암, 만성폐질환 그리고 사고를 들 수 있다.

1. 가려움증 (Pruritus, Itch)

피부도 노화의 과정을 겪게 되어 탄력이 없어지고 보호기능도 저하되며 외부자극에 의한 변화도 심해진다. 가려움증은 피부 질환의 흔한 증상이나 해롭지는 않은 주관적인 감각으로서 개인에 따라 매우 다양하게 나타난다. 전신 가려움증은 알레르기, 벌레 물림, 약물 등이 원인이며 너무 자주 목욕함도 원인이 된다. 특정 부위 가려움증은 머리는 비듬, 이, 백선, 손, 발, 사타구니는 옴, 곰팡이, 무좀, 백선, 건조증(여자는 호르몬 부족), 항문은 치질, 요충 등이 원인이 된다. 때로 불안, 긴장 등 정신적 상태에 의해 심해질 수 있으며, 외부 물질과의 가벼운 기계적 접촉, 주위 온도의 변화, 화학적 물질이나 전기적 자극 등에 의해서도 유발될 수 있고 당뇨, 신부전, 담도 질환, 갑상선 질환, 혈액 질환 등 전신 질환 때 동반되기도 한다. 세균감염, 불면증, 과민증 등의 합병증이 생길 수 있으므로 원인을 찾아 치료하는 것이 중요하며, 규칙적인 목욕이 필요하나, 사우나나 온욕 등 과한 목욕은 피하는 것이 좋다. 또한 보습제를 충분히 사용하도록 하고 감염방지를 위하여 칼라민(calamine) 로션 등 항 소양 크림을 바르고 긁지 않도록 해야 한다. 항히스타민제가 도움이 되며, 얼음 팩도 도움을 주나 뜨거운 것은 악화시킬 수 있어 주의를 요하며 증상이 지속될 때는 전문의 치료를 받아야 한다.

2. 간염 (Hepatitis)

간세포 및 간 조직에 생긴 염증을 간염이라고 하며 간염은 지속 기간에 따라 급성과 만성으로 구분하며, 원인에 따라 바이러스성 간염과 알코올성 간염 그리고 원인불명의 간염으로 나눌 수 있다. 바이러스성 간염으로는 A, B, C, D, E, G형 간염바이러스가 알려져 있으며 A형 간염은 급성으로서 만성간염으로 진행되지 않지만 B형과 C형 간염은 만성간염으로 진행되기도 한다. 알코올성 간염 역시 만성화되고 간경변을 발전할 수 있으며, 기타 독성 간염, 자가면역성 간염 등을 들 수 있다. 급성기의 증상은 마치 감기에 걸린 것처럼 두통, 근육통, 발열 등이 나타나기도 하고 구역,

구토, 식욕감퇴, 피로감 등을 느끼며 때로 황달이 나타날 수도 있다. 일반적으로 치료가 쉽지 않고 바이러스성 간염은 아직 완치할 수 없어 예방이 중요하다. 백신 접종으로 예방할 수 있는 경우는 A형과 B형 간염 뿐이며, 섭생에 주의하는 것이 중요하다. 무엇보다도 규칙적인 생활, 충분한 수면이 중요하며, 개인위생을 잘 관리하고 금주하며 음식물 주의가 필요하다.

3. 감기 (Comon Cold, URI)와 독감 (Influenza)

감기는 바이러스감염으로 근본적 치료제는 없고 1~2주 지속된다. 증상은 3~5일 동안 심해지다 점차 호전되나 만병의 근원이 될 수 있으며 스트레스나 환경(추위 등)과도 관계가 있다. 감기의 관리 및 예방은 외출 후 손을 반드시 씻고 양치질, 규칙적인 식사와 운동, 피곤치 않게 할 것, 물을 많이 마시고 실내 온도와 습도의 유지, 몸과 마음을 편안히 할 것, 그리고 비타민 C를 복용하는 것이다.

독감은 3~4월에 잠깐 유행하다 11~12월에 크게 전 세계로 전염되어 봄에 잠깐 유행할 때 백신을 만들어 겨울에 예방접종을 한다(10월에는 서둘러 예방접종 하는 것이 좋다). 예방접종 대상은 50세 이상, 천식, 만성폐질환, 심장질환, 당뇨병, 간질환, 신장질환, 면역기능 저하(암, 면역억제제 치료), 임신부(14주 이상), 아스피린 복용(관절염 등), 장기요양 중인 사람이며 평소의 영양관리와 휴식 그리고 적절한 운동으로 몸의 면역력을 향상시키는 것이 중요하다. 예방을 위해서는 새벽운동보다 저녁운동이 안전하며 준비운동과 마무리운동을 하고 복장을 잘 갖추며(날씨에 맞게) 운동의 종류와 강도를 잘 조절해야 한다. 특히 환절기 때 기억해야 할 것은 건강한 피부가 감기를 이긴다. 휴식을 충분히 취하도록 한다. 적절한 온도와 습도를 유지한다. 그리고 물을 많이 섭취하고 편식을 하지 않는다는 것이다.

4. 갱년기 장애 (menopausal disorder)

갱년기 후에 대표적으로 나타나는 장애는 성기능자애로서 노화와 더불어 남녀 모두 성 호르몬의 저하와 더불어 성적 활력도 줄어든다. 그러나 성생활이 가져다주는 친밀감, 흥분, 기쁨은 나이가 들어서도 줄어들지 않는다. 성을 젊음만이 가지는 특권이고 노인을 성적으로도 끝났다고 보는 것은 착각이고 편견이다. 노인의 성은 노인의 성적 기능의 강조가 아닌 다양한 생활상의 욕구를 충족시켜 주는 것으로 노인의 성적 욕구는 육체적인 기본 욕구를 넘어 우울과 신체 자아와 깊은 연관성이 있으며 단순히 육체적인 측면 뿐만 아니라 심리·정서적인 측면이 더 중요하다고 볼 수 있다. 일반적으로 남자는 50이 넘으면 남성호르몬이 급격히 떨어지기 시작하고 성적활력도 줄어들며, 65세가 되면 발기능력과 감각도 현저히 떨어지게 된다. 여성의 경우에는 여성호르몬의 양은 줄어드나 남성호르몬의 양은 오히려 증가한다. 한편 성기능장애는 노화와 더불어 전반적으로 나타나는데, 일부 연구에 의하면 남자의 31%, 여자의 43%에서 성기능장애를 가지고 있다고 한다. 여성에서 가장 흔한 성기능장애는 성욕감퇴로서 약 22%에서 영향을 받는다고 하며, 남성은 약 5%에서 성욕감퇴를 호소하는 반면 5%에서는 발기부전을 호소하고 약 30%에서 오르가슴 장애를 호소한다고 한다. 대부분 이러한 성기능장애는 나이와 비례하나, 남녀 모두 당뇨, 동맥경화, 척추손상, 흡연, 스트레스, 우울증, 그리고 일부 약물(심장약 등)이나 인간관계의 문제들이 원인이 된다. 이러한 성기능장애로 나타나는 현상만을 해결하기보다는 숨어있는 원인을 해결하도록 노력한다면 건강하고 활기찬 생활을 되찾을 수 있게 될 것이다. 먼저 균형 있고 절제된 식생활 및 적절한 운동을 통하여 신체 상태를 호전시키는 것이 중요하며, 담배를 끊고 과음을 피하며 스트레스를 줄이도록 노력하는 것이 중요하다. 이와 같이 노인의 성생활은 삶의 질과 관련된 매우 중요한 문제로서 노인에게도 활발한 성생활은 삶에 대한 만족감을 높이고 대인관계를 원활하게 해줌으로써 장수에도 도움이 된다. 한편 노인의 성기능장애는 고령화로 인한 노화가 가장 중요한 원인이며, 당뇨병, 고혈압 등의 질환이나 진정제 등의 약물복용 그리고 남성호르몬 감소도 영향을 미친다. 그러나 실제 노인들이 성기능장애로 병원을 찾기는 불가능한 현실이며, 이로 인해 불안해하며 성생활을 포기하고 지내는 노인이 많은 것으로 나타났다.

5. 고지혈증 (Hyperlipidemia)

고지혈증이란 혈중에 지방이 많아진 상태를 말하는 것으로 콜레스테롤

(cholesterol)은 동맥경화증의 발생에 중요한 영향을 미치는 위험인자이다. 혈액 내 콜레스테롤을 운반하는 저밀도지단백-콜레스테롤(LDL)은 정상보다 높으면 심장병 발생이 높아지기 때문에 '나쁜 콜레스테롤'이라 불리우고, 고밀도지단백-콜레스테롤(HDL)은 오히려 심장병 발생을 낮추어 주기 때문에 '좋은 콜레스테롤'이라고 불리운다. 식물성지방도 기체나 고체화 될 때 콜레스테롤로 변할뿐 아니라 필수지방산까지 손상을 주는데 이를 트랜스지방(transfat)이라고 한다(호떡, 햄버거, 피자, 감자튀김, 팝콘, 라면, 스낵류). 고지혈증의 원인은 유전적 소인과 식사나 약 또는 다른 질환 동반 시에 나타나는 이차적 원인(식생활, 당뇨병, 갑상선 기능저하증, 신증후군, 신부전증, 음주, 스테로이드제 등의 약물)이 있다. 치료로는 식사요법과 유발인자의 제거, 운동 및 약물요법을 들 수 있으며 식사의 원칙은 열량, 당질, 지방섭취의 제한, 알코올제한, 섬유소섭취의 증가 등이다. 특히 피해야 할 콜레스테롤이 높은 음식은 계란노른자, 우유, 육류 및 닭고기의 기름기와 고기내장(뇌, 간, 콩팥, 염통), 가공육(베이컨, 소세지, 햄), 오징어, 장어, 갑각류(게, 가재, 새우, 조개) 등이다. 한편 콜레스테롤을 낮추어 주는 음식은 귀리(oatmeal) 섬유질과 무기질이 풍부한 음식(과일, 채소, 마늘, 콩), 심해어류(대구, 연어, 청어, 정어리, 고등어), 견과류(호두, 아몬드) 그리고 식물성 스테롤 또는 스태놀(sterols or stanols) 함유 음식(콩, 참깨, 과일, 야채, 씨앗 종류)은 콜레스테롤을 낮추어 준다. 일반적으로 항산화 물질이 풍부한 채소나 과일 그리고 생선을 많이 섭취하고 비타민 C를 함께 섭취하는 것이 도움이 된다.

6. 골다공증 (Osteoporosis)

골다공증은 뼈의 질적인 변화로 인해 뼈의 강도가 약해져서(구멍 투성이, porous bone) 골절이 일어날 가능성이 높은 상태를 말한다. 원인은 유전적 요인, 조기 폐경, 약제(스테로이드), 동반 질환, 흡연, 알코올, 류머티스성 관절염 등이며, 위험 요인은 65세 이상, 여자, 가족력, 흡연, 과음, 약물(스테로이드, 항경련제), 당뇨, 갑상선질환, 활동이 적은 사람이다. 대부분 증상 없이 약해지다가 골절이 생기면 통증과 부위에 따라 다양한 증상이 나타나는데 주로 손목뼈, 척추, 고관절(대퇴골)에서 골절이 자주 발생한다. 골밀도 검사로 진단되며 치료로는 규칙적인 운동과 약물치료(칼슘 1000~1200mg, 비타민 D 400~500단위)가 있다. 합병증으로 골절, 외관손상, 운동장애 등이 올 수 있어 유의해야 하며, 예방을 위해 균형 있는 식사(우유, 치즈, 버섯, 연어, 정어리, 콩, 땅콩, 시금치, 브로콜리 등), 짠 음식 피함(칼슘소실 방지), 과음, 흡연 금지, 적절한 유산소 운동(걷기, 달리기, 에어로빅, 계단 오르내리기, 수영, 자전거), 스트레칭, 햇볕 쬐기(1일 15분이상, 비타민 D 합성), 질환 관리(당뇨 등)가 중요하며 골절 예방을 위한 주의가 필요하다.

7. 과민성대장증후군 (Irritabl Bowel Syndrome, IBS)

해부학적, 생화학적 이상 없이 복부 불편감이나 복통이 배변과 관련되어 있거나, 배변습관의 변화나 비정상적인 배변을 동반하는 만성 기능성

장 질환을 과민성대장증후군이라 한다. 그 원인은 장의 운동이상, 경련, 장의 과감각성, 정신 사회적 요인 등이며, 여자에서 흔하고 젊은 사람에 많고(50%이상이 35세 이전) 설사형(30.8%)과 변비형(24.6%), 혼합형(44.6%) 3가지 유형으로 구분된다. 진단에 이용할 수 있는 해부학적, 생물학적, 생화학적 특징이 없으나 로마기준-I(1989년), 로마기준-Ⅱ(1999년)의 진단기준이 제시되었다. 즉 복부 불편감이나 복통(12주 이상) + 배변에 의해 완화, 배변횟수의 변화와 함께 증상이 시작, 대변 형태의 변화 – 이들 3가지 특성 중 두 가지 이상을 만족할 때 진단할 수 있다. 치료는 약물적 치료와 비약물적 치료로 구분하는데, 비약물적 치료로 정신적으로 안정하도록 하고, 스트레스를 관리하며 장관의 운동과 감각 등을 자극하는 국소인자가 있는지를 조사하여 교정하고(장관 자극인자인 유제품, 술, 카페인, 지방식, 콩 등을 피한다) 설사형 환자는 증상을 유발, 악화시키는 음식물을 피하며 변비형 환자는 섬유질을 많이 섭취(1일 20~30g)해야 한다. 실제 환자들의 약 10%만이 병원을 방문하여 약물 치료를 받는데, 진경제(장경련 완화), 지사제, 섬유질, 변비 치료제, 정신과 약물(항우울제) 또는 내장 진통제 등이 사용된다. 무엇보다도 중요한 것은 병에 대한 이해와 스트레스를 줄이기 위한 노력, 음식 주의 그리고 규칙적인 배변 습관과 아울러 규칙적인 운동을 하는 것이다.

8. 관절염 (Athritis)

다양한 원인에 의해 관절이 붓고 경직되며 통증이 나타나는 염증성 변화가 생긴 것을 말하는데, 대부분은 퇴행성관절염으로 이를 관절염 또는 골관절염(osteoarthritis)이라고 한다. 유형별로 원발성 관절염(원인 모르는), 퇴행성관절염(골관절염)과 이차성 관절염(감염성, 연소형, 류머티스성 관절염 등)으로 구분되며, 주로 발생되는 부위는 슬관절(무릎 – 퇴행성, 류머티스성 관절염, 화농성, 결핵성, 외상성)과 고관절(엉덩이 – 퇴행성, 류머티스성 관절염, 외상성, 대퇴골부, 무혈성괴사)로서 그 원인으로 유전적 요인, 생활습관, 비만, 외상, 직업적 요인 그리고 노화를 들 수 있다. 증상은 통증, 부종, 경직(뻣뻣한 느낌), 운동범위의 제한, 소리가 남, 관절의 변형 등이며, 이러한 증상과 이학적 소견, 방사선 검사, 혈액검사, 면역검사로 진단한다. 치료는 약물요법, 운동요법, 수술요법이 있으며 체중조절과 적절한 운동이 필요하다. 예방을 위해서 규칙적인 운동과 생활습관(관절 보호, 단련), 체중조절, 관절주위의 근육을 강화시키는 운동(수영, 걷기 등), 그리고 절제된 식생활(음주, 흡연)이 중요하다. 나이가 들수록 관절에 무리가 가는 운동은 삼가하고(무거운 물건을 들기, 장시간 걷거나 서있기, 조깅 등), 관절에 좋은 음식(초록 홍합 류코트리엔〈leukotriene〉, 사과, 오렌지, 브로콜리, 토마토, 시금치, 당근, 생선, 우유, 녹차 등)을 섭취하도록 노력해야 한다.

9. 구취 (Halitosis, Bad breath)

입에서 불쾌한 냄새가 나는 증상을 말하며 입안 세균이 단백질(음식 찌꺼기)을 분해하면서 생기는 황 화합물(sulfur compound)로 인한다. 주로 입 안이 청결하지 못한 경우, 흡연 그리고 치주염, 축농증, 편도염, 위질환(역류성 식도염 등) 등의 질환(health conditions)이 원인이며 기타 기관지염, 폐렴, 신장염, 암, 당뇨, 간 질환 등이 있을 때 나타나기도 한다. 음식으로는 술, 마늘, 양파, 고기, 치즈 등이 원인이 되며 끼니 거를 때(공복 침 분비량 감소), 구강이 건조할 때(아침 기상 후; 수면 중 세균 증가), 흡연, 스트레스 받을 때 주로 발생하고 노화(침샘의 퇴행)에 동반되기도 한다. 대부분의 구취는 입 안의 문제에 의해 발생하므로 구강위생이 제일 중요하여 매일 혀 소제하기, 금연, 절주, 과일 많이 먹기, 식사 건너뛰지 말기 등을 지키고 물을 가지고 다니면서 수시로 마시는 것이 좋다.

10. 근육통 (Muscle ache)

근육에 생기는 통증으로 다양한 질병이나 장애에서 나타날 수 있는 증상으로서 그 원인은 좋지 않은 육체 컨디션, 과도한 운동, 감염(감기, 독감 등 바이러스성 감염), 근육 손상 , 추위에의 노출, 자가 면역성 질환, 대사성 질환, 약물 등이다. 증상은 원인 질환에 따라 다르나 대체로 목, 등, 팔, 다리 등에 통증 또는 뻣뻣함을 호소한다. 치료는 유발 원인들을 제거하며(감염 치료, 약물 중지 등), 근육 손상 시 손상된 부위를 높이고 1~2일간 안정시키며, 통증이 심하지 않은 한도 내에서 스트레칭을 습관화하고, 항소염 파스 부착 또는 항소염 연고 사용, 소염 진통제를 투여하며 따뜻한 물 목욕이 도움을 준다. 그러나 이러한 조치로 5일 이내에 호전되지 않으면 전문가와 상의해야 하며, 근육통은 많은 질환이나 장애에서 발생할 수 있으므로 함께 나타나는 다른 증상들을 참고하여 진단하고 치료해야 한다.

11. 기관지염 (Bronchitis)

기관지염은 기관지 관내에 염증으로, 기관지내 점액이 증가되고 공기 흐름의 장애가 오는 것으로, 감기 후 급성 기관지염이 발생하나 쉽게 치료되므로 만성 기관지염이 문제가 된다.

만성 기관지염은 폐기종과 함께 만성 폐쇄성 폐질환으로 분류된다. 감염(바이러스, 세균)이나 공중자극(흡연, 대기 오염, 화학물질) 등이 기관지 손상을 주어 기관지염을 일으키며, 기침, 가래, 운동 시 호흡곤란이 주증상이며, 진행되면 작은 활동에도 호흡곤란이 온다. 만성 기관지염은 호흡곤란이 지속적이고 서서히 악화되며, 운동 시 심해지고, 기도 감염 시 급성으로 악화된다. 흉부 X-선 촬영, 흉부 CT촬영, 기관지 내시경, 폐기능 검사 등으로 쉽게 진단되지만 비슷한 증상을 나타내는 폐나 기관지 질환을 배제하는 것이 중요하다. 치료는 먼저 위험 요인(금연, 화학 물질 노출)을 제거하고 규칙적인 식사와 운동, 수분섭취, 충분한 휴식과 수면, 복식호흡 등의 생활화가 중요하며 실내 온도, 습도를 유지하도록 하고(타월 등 이용) 가습기를 이용하는 것이 도움이 된다. 예방을 위해서는 금연(수동적 흡연도 피해야 한다), 정기 검진, 대기 오염과 화학물질 노출 주의, 독감과 폐렴 예방 접종하는 것이 중요하며, 증상이 있을 때에는 추위에 노출되지 않게 주의하고 사람이 많은 곳을 피해야 한다.

12. 기능성 위장장애 (Functional dyspepsia)

외래를 통해 내원하는 환자들 중 반복되는 소화 장애와 복부의 불편감을 느껴 여러 병원에서 검사를 받아 보았으나 특별한 이상을 찾지 못했다고 하는 환자가 많다. 기능성 위장장애의 발병원인은 확실하게 밝혀져 있지 않으나, 위의 운동장애, 위산, 장의 민감성, 세균(헬리코박터 파이로리)등 여러 가지 원인을 의심하고 있으며, 어느 하나가 주된 발병 원인이라기보다는 몇 가지의 원인이 스트레스 등의 정신적인 상태와 함께 증상을 유발한다고 보아야 할 것이다. 기능성 위장장애 환자에서 나타날 수 있는 증상들은 식후 복부의 불편감이나 심한 포만감, 신트림, 구역, 구토, 공복 시 속쓰림, 상복부 통증 및 이물감 등 매우 다양하다. 이러한 증상들은 스트레스, 긴장, 불안, 걱정 등 주로 '신경을 쓴다' 라고 표현할 수 있는 심리적 상태에서 악화되는 경향이 있다. 치료과정의 가장 중요한 것은 환자를 안심시키는 것으로써 불편한 증상이 있기는 하지만, 심각한 병이 아니고 건강상태에 큰 악영향을 끼치지 않는다는 것을 확신하도록 해야 한다. 환자가 안심함으로써 증상을 악화시킬 수 있는 스트레스를 덜어줄 수 있고, 여러 병원을 전전하며 받게 되는 필요 없는 검사의 반복을 막음으로써 진료비의 과소비도 막을 수 있다. 특히 스트레스를 다스리기 위한 노력이 필요하며, 평소에 자주 증상을 유발했던 음식을 피하고 규칙적인 식사를 하도록 노력해야 하며, 두통약, 진통제 등의 복용을 삼가는 것 등이 중요할 것이다. 많은 환자에서 특정 음식에 의한 증상의 발현이나 악화가 관찰되지만 특정한 음식 성분의 정확한 역할에 대해 알려진 바는 부족하며 생활습관의 개선 및 식이요법이 증상호전에 도움을 주며 대체로 맵고 자극적인 음식, 커피, 고지방식, 탄산음료 그리고 음주와 흡연은 피하는 것을 권한다. 약을 이용한 치료는 여러 가지 증상에 대한 치료로서 증상자체를 그때그때 조절해주는 데에 중점을 두게 되므로, 병을 치유한다고 하기보다는 증상을 조절한다고 생각해야 한다. 흔히 사용되는 약물로는 위산을 조절하는 약물, 위장 운동 조절제, 경련 억제제 및 진정제 또는 항우울제 등이 사용되며, 헬리코박터 파이로리균의 치료는 일부 환자에서 도움을 준다고 본다.

13. 기침 (Cough)

기침은 기도 분비물이나 이물을 제거하기 위한 정상적인 반사로서 중요한 방어 작용의 하나이다. 급성 기침은 3주 이내 호전되며 상기도 감염(감기 등)이 주 원인이며 3주 이상 계속될 때 만성 기침이라고 하고 만성 폐쇄성 폐질환 등이 원인이 된다. 일반적인 원인으로는 자극물질(담배, 먼지, 유독가스, 음식조각), 알레르기(천식 등) 위식도 역류질환, 상기도감염(감기, 기관지염, 후두염, 폐염, 결핵, 폐암), 약물(ACE 억제제 : 고혈압약), 이물 등을 들 수 있다. 이와 같이 기침은 매우 다양한 원인에 의해 발생되기 때문에 일괄적인 치료를 말하기는 어렵지만 가장 중요한 치료는 기침을 유발하는 원인의 제거(알레르기 등)이며, 차고 건조한 공기에 노출되지 않도록 하고 일교차에 주의하며(환절기), 실내 공기를 맑게 유지해야 한다(청소, 환기).

가습기를 사용하는 것이 좋으며 필요시 진해제를 사용하고, 마늘, 배, 귤 등이 도움을 주며 머리를 높인 상태로 휴식을 취하도록 하고, 수분섭취를 늘이며 식후 바로 취침하지 않도록 하는 것이 좋다. 흡연, 음주, 스프레이, 파우더 등을 삼가야 하며 항히스타민제도 분비물을 건조시키고 두껍게 하므로 피하는 것이 좋다. 만일 3주 이상 기침이 지속될 때, 변색된 가래나 피가 섞여 나올 때, 흉통, 발열, 오한이 있을 때, 호흡곤란이 있을 때 병원을 방문하여 진료를 받아야 한다.

14. 당뇨병 (Diabetes)

인슐린의 장애로 혈중 포도당의 농도가 높아지는 대사질환으로서 제 1형(insulin dependent, 인슐린 의존형, 유아형)과 제 2형(non-insulin dependent, 인슐린 비의존형, 성인형)으로 구분되며, 임신중 내당능 이상으로 발견된 당뇨를 임신성 당뇨병(gestational diabetes)이라고 한다. 또한 부신, 뇌하수체 질환, 약물(스테로이드) 등으로 일시적으로 생기는 당뇨를 이차성 당뇨병(secondary diabetes)이라고 한다. 최근 우리의 당뇨병 유병률이 급증하고 있는데(8~10%), 유전과 환경이 중요한 역할을 하며, 환경인자로는 비만, 운동부족, 스트레스, 임신, 감염, 약물 등을 들 수 있다. 대표적인 증상은 삼다증상으로 다음(물을 많이 마심), 다뇨(소변을 많이 봄), 다식(많이 먹음)이며, 피로감, 식욕부진, 손발저림, 체중감소 등이 있으며, 혈당을 잘 조절하지 못하면 급성 대사성 합병증과 만성 합병증(동맥경화증)이 발생하여 심혈관질환, 시력 상실, 만성 신부전 등이 유발될 수 있다. 이를 막기위해 혈당조절뿐 아니라 혈압, 고지혈증의 조절이 중요하고 특히 위생에 유의해야 하는데 치아와 발 관리(청결, 발톱관리, 양말신기)가 중요하다. 경한 경우 식이조절과 운동만으로도 치료 가능하며, 정상 혈당을 유지하여 혈관손상을 예방함으로 천수를 누리고 건강하게 살 수 있다. 혈당조절이 잘 안될 때 약물요법을 추가한다.

＊ 예방을 위한 팁

(1) 당류, 지방, 염분의 절제

(2) 규칙적인 운동

(3) 체중조절

(4) 가족력이 있고 40세 이상이면 혈당검사를 정기적으로 할 것

15. 대사증후군 (Metabolic Syndrome)

인슐린저항성, 이상 지질혈증(중성지방증가, 고밀도 지단백 콜레스테롤감소), 고혈압, 당뇨병, 복부비만 등이 함께 나타나는 상태를 1998년 WHO에서 대사증후군이라고 정의하였다

전 세계 인구의 25%가(한국 남자 28.5%, 여자 21.4%) 가지고 있으나, 원인은 아직 밝혀져 있지 않으나 복부비만과 동반된 내장지방(내장지방은 활발한 대사로

여러 물질을 분비하여 혈압을 올리고 인슐린 기능장애로 당뇨병의 위험을 높이고 동맥경화로 심혈관

질환의 위험을 높인다)이 원인으로 추정된다.

대사증후군의 진단은 아래의 5가지 기준 중 3가지 이상이면 대사증후

군으로 정의한다 :

(1) 인슐린저항성(Insulin resistance)

(2) 허리둘레(waist) : 남자 > 94cm(waist-hip ratio > 0.9),

여자 > 80Cm(waist-hip ratio > 0.9)

(3) 중성지방(Triglyceride) : 150mg/dL 이상

고밀도 지단백 콜레스테롤(HDL cholesterol) : 남자 < 35mg/dL,

여자 < 39 mg/dL

(4) 혈압(Blood Pressure) : 140/90 mmHg 이상

(5) 공복혈당 : 110mg/L 이상

대사증후군 환자에서는 심혈관계 질환의 발생(허혈성 심장병, 뇌졸중)과 이에

의한 사망률이 약 4배 증가하며 당뇨병이 발생할 확률은 3~5배 증가하고

각종 암에 의한 사망률도 증가한다. 치료는 체지방 특히 내장지방을 줄이

는 것으로 식사조절(균형 잡힌 식사 : 저열량, 저염, 저당, 저지방, 탄수화물 절제, 섬유소 증가)

과 규칙적인 운동이 중요하며 DASH(Dietary approach to stop hypertension) 및

지중해식 식사법(Mediterranean diet) 등이 도움된다.

16. 두통 (Headache)

(1) **긴장성 두통** : 가장 흔한 형태의 두통으로서 일반적으로 양쪽으로 발생하고, 주로 후두, 목덜미, 측두나 전두부에 발생하며 머리 전반에 걸쳐 확장되는데, 하루 종일 또는 수일 동안 지속적으로 나타나는 것이 특징이며 잠이 깬 후나 잠이 든 직후에도 나타난다. 남성보다 여성에서 많으며, 스트레스, 우울증, 과로, 과도한 음주, 흡연 또는 카페인, 감기 그리고 부비동염 등이 원인이 되고, 이들이 직접, 간접으로 근육에 긴장을 초래하여 혈액 순환장애를 일으켜 두통을 유발한다. 긴장성 두통의 치료를 위해 규칙적 수면, 식사, 운동 등 생활습관의 조절과 스트레스를 피하기 위한 노력이 필요하며 대부분 약물치료로 증상을 완화시킬 수 있다. 그 외 근육의 긴장 풀어주기 위해 안면근육, 턱, 눈, 이마 또는 어깨 근육의 이완운동으로 증상을 완화시킬 수 있으나, 무엇보다도 생활 속에서 좋은 습관을 유지하고 스트레스를 최소화하는 예방이 보다 더 중요하다.

(2) **편두통** : 주로 가족력이 있으며 주기적으로 한쪽에 국한되어 나타나는 두통으로 역시 남성보다 여성에서 많고 일반적으로는 스트레스가 가장 흔한 유발 원인이며 음식, 환경, 생리적 요인 등을 생각해야한다. 유발 음식으로는 초콜릿, 치즈, 유제품, 견과, 알코올 또는 감미료가 첨가된 식품 등을 들 수 있으며, 환경인자로는 빛, 소리, 기후

및 공기 오염, 화학물질 또는 담배연기 등이 있고, 생리적 인자로는 스트레스를 비롯하여 수면, 약, 호르몬 변화(여성 폐경) 등을 들 수 있다. 편두통의 치료를 위해 역시 그 유발요인을 억제하기 위한 생활습관의 개선(수면, 음식, 스트레스 관리 등)과 규칙적인 운동이 중요하며 특히 초콜릿, 치즈, 유제품, 견과(호두, 밤), 밀감, 오렌지, 토마토, 알코올 또는 감미료가 첨가된 식품(햄, 핫도그, 소세지, 베이컨), 그리고 중국음식에 들어 가는 조미료(MSD) 등을 주의해야 한다. 심한 경우 약물에 의존하지만 피임약이나 호르몬제, 혈관확장제 등이 두통을 오히려 유발할 수 있다는 사실을 명심해야 한다.

(3) **기타** : 이 외 외상 후 두통, 뇌종양에 의한 두통, 측두엽 동맥엽 등이 있으며 특수한 형태의 두통으로 생리, 기침과 운동, 성행위 등과 관련된 두통 등이 있다.

모든 두통의 치료에 꼭 약물을 써야 하는 것이 아님을 염두에 두어야 하며 대부분의 두통은 우리 생활의 일부분이라고 할 정도로 거의 모두가 경험하고 크게 문제되지 않지만 때로 정밀 검사나 치료가 필요한 경우도 있다. 즉 두통이 심해지면서 열이 나고 의식이 흐려지며 구토를 동반하는 경우, 체중이 급격히 늘면서, 시야의 이상 또는 시력의 변화가 나타날 때, 그리고 청력장애가 동반된다면 뇌 촬영 등 정밀 검사를 받는 것이 좋다.

17. 딸꾹질 (Hiccups)

가슴과 복부사이 횡경막(diaphragm)의 갑작스런 경련으로 후두개가 닫혀 들이쉬는 숨이 방해를 받아 목구멍에서 특이한 소리가 나는 증세를 말하는 것으로 흔하지만 해롭지는 않다. 주로 횡경막에 연결된 신경자극으로 인하는데, 급히 식사할 때, 과식, 과음, 흡연, 스트레스, 추운 데 오래 노출될 때 나타나며, 뇌손상, 뇌염, 뇌종양, 신부전증 등의 질환이 있을 때 호소하기도 하고 진정제(Valium, Ativan, Xanax)나 항구토제(Zofran)등의 약물에 의해 발생하기도 한다. 치료를 위해 수초간 호흡을 멈추거나 종이봉지로 호흡하는 것이 도움이 되며, 설탕 반 숟갈 정도를 혀뒤로 넘기거나(2분 간격, 3회 반복) 급히 200cc 정도의 물을 꿀꺽꿀꺽 마심으로 해결되기도 한다. 맨 빵 한조각을 천천히 먹거나 다른 사람으로 하여금 놀라게 하거나 목젖 부위에 얼음을 대고 혀를 잡아 당기는 것이 도움을 주기도 한다. 일반적으로 해롭지는 않으나 오래 지속되거나 복통, 구토, 발열, 각혈 등이 동반하거나 폐렴 증세를 보이거나 약을 복용한 즉시 나타났을 때는 의사와 상담해야 한다.

18. 만성 피로 증후군 (Chronic faigue syndrome)

설명되지 않고 휴식을 취해도 호전되지 않는 피로가 6개월 이상 지속될 때 만성 피로 증후군이라고 정의하는데(미국질병통제예방센터 Centers for

Disease Control and Prevention, 1994), 원인은 명확치 않으나 감염, 외상(충격), 스트레스, 독소 등이 거론되고 있다. 증상은 피로, 두통, 근육통, 수면장애, 집중력 저하, 기억력 장애, 식욕부진, 어지럼증 등이며, 진단을 위해서는 먼저 피로를 유발하는 원인을 배제해야 한다. 치료는 증상완화, 증상 대처하는 교육, 재활치료 등으로 분류되며, 항우울제 치료법(불면증, 우울감 등 증상 완화에 효과), 인지행동치료법(피로에 대한 잘못된 인식과 비관적 태도를 교정), 그리고 재활치료(식습관, 스트레스 관리와 함께 유산소운동을 점차 늘려감)를 들 수 있다. 경과는 환자에 따라서 매우 다양하며 치료 후 재발 가능성도 높으므로 점진적으로 강도가 증가되는 꾸준한 운동이 추천되며 음식을 지혜롭게 선택하는 것이 중요하다.

19. 만성폐쇄성 폐질환 (COPD, Chronic obsructive pulmonary diseases)

폐의 만성적인 염증으로 폐 기능이 저하되고 호흡곤란을 유발하게 되는 질환으로 성인 4대 사망원인 중 하나로 만성 기관지염, 폐기종 등이 이에 속한다. 주 원인은 흡연이며 직업성 분진(석탄), 화학물질, 대기오염, 기도 과민반응, 유전자 등이 관련이 있다. 주 증상은 만성적인 기침이며, 이외 만성적 객담, 호흡곤란 등이 있으며, 진단을 위해서는 폐 기능 검사가 필수적이고 다른 질환과의 감별을 위해 흉부 X선 검사와 흉부전산화 단층촬영(CT)이 필요할 수 있다. 치료를 위해서는 무엇보다도 금연해야 하며, 금연을 하면 폐 기능 감소 속도를 늦출 수 있고 약물치료로 증상과 건강

상태를 개선시킬 수 있다. 예방 역시 금연이 제일 중요하며 금연으로 폐 기능을 정상으로 회복시킬 수는 없으나 악화되는 것을 예방할 수 있다.

20. 발열 (Fever)

체온이 37.5℃(99.6F)가 넘을 때를 발열 또는 열이 있다고 하며, 발열은 각종 질병에 동반될 수 있어 건강에 이상이 있다는 신호로 생각할 수 있다. 원인은 감염(세균, 바이러스, 진균, 리케챠 등), 악성 종양(임파종 등), 염증성 질환(류머티스성 관절염), 급성 대사이상(갑상선 기능항진증, 통풍), 예방접종(디프테리아, 파상풍, 폐염), 약물(항고혈압제, 항경련제), 탈수, 열사병, 외상, 화상 등이며 열의 형태에 따라 발열을 간헐열(화농성 감염, 림프종), 이장열(대부분, 감염), 지속열(폐렴, 장티푸스) 그리고 재발열(말라리, 재귀열)로 분류 한다. 증상은 식은땀, 두통, 근육통, 식욕부진, 무력감 등이며, 심한 경우 탈수, 두통, 뇌손상(지속적 발열의 경우), 환각, 경련(어린이) 등의 합병증이 발생할 수 있다. 치료는 수분 섭취, 휴식, 몸을 차게 하는 것이다. 일반적으로 발열로 인해 불편감을 호소하는 환자와 발열로 인한 위험성이 생길 수있는 환자(허혈성 심질환, 열성경련, 심부전, 두부손상, 뇌혈관질환, 정신 질환, 알코올중독, 임부 등)는 약물(Tylenol, Brufen, Advil) 등으로 체온을 낮춰 주어야 하나 먼저 발열의 원인을 확인해야 하며, 발열이 3, 4일 이상 지속되거나 다른 증상이 동반 될 경우 전문의의 상담을 받아야 한다. 예방을 위해서는 손을 깨끗이 씻는 것(외출 후, 화장실 후, 동물 접촉 후)이 중요하며 외출 시 손으로 입이나 코를 만지지 말아야 한다.

21. 방귀 (Fart, pass gas)

우리가 마신 공기와 장 내용물의 발효에 의해 생겨난 가스가 항문으로부터 방출되는 것이며, 그 성분은 질소, 메탄, 이산화탄소, 황하수소, 암모니아 등이다. 주로 장에서 소화되지 않은 음식 찌꺼기가 발효되어 생기며 잘 흡수되지 않는 탄수화물(솔비톨 : 콩, 잡곡, 야채, 과일(메론, 배, 사과, 복숭아, 바나나))이 가스를 만든다. 정상 성인은 하루에 약 14회의 방귀를 뀌고, 또 양도 700cc나 된다고 하며, 방귀의 양이 많아질 때는 음식을 빨리 먹을 때(공기의 양이 많아져), 과식을 할 때, 식후 바로 잠을 잘 때, 변비 등 장내발효가 쉽게 일어날 때이다. 방귀 자체가 장 질환의 증상은 아니나 노인은 위장 운동이 저하 되어 방귀가 많아지므로 식이 조절, 규칙적인 운동 그리고 스트레스 해소 등의 노력이 필요하며, 방귀의 역한 냄새는 황하수소 때문인데 유산균이 이 냄새를 없애준다. 방귀는 자연스러운 것이긴 하나 너무 자주 발생하여 폐 끼칠 경우 장내가스 생성 음식을 제한하고 장운동과 배변이 잘 되도록 복근운동을 하고 배를 따뜻하게 하는 것이 도움을 준다

22. 배뇨장애 (Incontinence)

남녀를 불문하고 노화와 더불어 많이 힘들게 되는 큰 변화 중 하나로 배뇨장애가 있다. 배뇨장애란 정상적인 배뇨형태를 벗어난 일체의 배뇨행위를 말하는 것으로 야간뇨, 빈뇨, 잔뇨, 절박뇨, 요실금 등이 이에 해당한

다. 최근에는 생활양식이 변화되어 활동성이 줄고, 식생활도 서구화 되었으며 특히 평균 수명이 늘면서 이러한 배뇨장애(여성요실금, 과민성 방광, 남성 전립선비대증)가 노인들의 생활 질환이 되었고 점점 증가하고 있는 추세다.

(1) 요실금

요실금은 자신의 의지와 관계없이 때와 장소를 가리지 않고 소변이 배출되는 현상으로 나이든 여성의 30~45% 정도에서 경험되는 일종의 노화현상이다. 방광과 요로 신경계 또는 요도괄약근 중 어느 하나라도 문제가 생길 경우 요실금 현상이 나타날 수 있는데, 여성은 남성에 비해 요도 길이가 짧고 임신과 출산으로 요도 괄약근이 약해져 요실금이 발생하게 된다. 요실금은 방광기능은 정상이나 분만이나 여성호르몬의 감소 등으로 골반근육이 약해져 복압이 증가할 때 증상이 나타나는 복압성 요실금(긴장성 요실금)과 방광이 과민하여 나타나는 절박성 요실금(방광염 등), 방광의 압력반사중추가 과민하여 발생하는 반사성 요실금(뇌척수수막류, 척추손상 등), 하반신 마비 때 발생하는 일출성 요실금 그리고 심인성 요실금으로 구분되는데, 가장 흔한 것이 복압성 요실금이나 절반 이상에서 절박성 요실금을 동시에 가지고 있는 경우가 많다. 요실금의 치료는 보존적 치료(약물치료, 골반운동, 전기자극 등)와 수술치료로 구분할 수 있으며 치료를 위해서는 요실금의 종류에 따라 치료방법이 다르기 때문에 정확한 진단이 중요하다. 증상이 심하지 않거나 비교적 젊은 복압성요실금 환자는 골반근육운동이나 전기자극을 이용한 바이오피드백 요법이 효과적이나 절박성 요실금 환자는 약물투여와 방광훈련이 도움이 된다. 요실금 증상이 가벼울 때는 이와 같이 보존적으로 치료할 수 있으나 증상이 심할 때는 수술을 받아야 한다. 요실금의 예방을 위해서는 활동을 시작하기 전에 방광내 소변을 보는 습관을 가지며 몸에 꼭 조이는 옷을 피하고 무거운 물건을 들거나 골반이나 관절에 무리가 가는 운동을 피하며 청량음료나 카페인이 포함된 음료를 삼가는 것이 좋다.

(2) 과민성 방광 증후군

과민성 방광 증후군이란 방광의 기능이 예민해져 본인의 의지와 관계없이 급하게 요의를 느끼고 소변을 자주 보게 되는 증상을 말하는 것으로서 빈뇨나 야뇨 그리고 절박뇨가 이에 해당하며 아직 정확한 원인은 모르나 수술이나 출산으로 인한 신경손상, 뇌신경계질환(뇌졸중, 뇌종양, 파킨슨씨병 등) 또는 전립선 비대증, 요도 협착, 급성 방광염 등의 질환이 있을 때 발병할 수 있다. 과민성 방광 증후군 역시 60~70대 노인의 40~50%에서 많이 경험되며 여자에서 더 흔한 편이다. 일부 학자들은 방광근육이 예민해져 나타나는 절박성 요실금을 과민성 방광 증후군으로 정의하여 요실금의 한 종류로 보자는 주장도 있다. 과민성 방광 증후군의 치료를 위해서는 나쁜 배뇨습관을 고치고 방광 기능을 회복시키기 위한 노력이 필요하며 치료방법으로는 약물치료, 행동치료, 전기자극 및 체외자기장치료 그리고 수술치료를 들 수 있다. 약물치료는 방광수축을 억제하는 '항무스카린' 약물을 3~6개월 정도를 복용하는데 행동치료를 병행해야만 효과를 볼 수 있고, 행동치료로는 배뇨간격을 조금씩 늘려가는 방광훈련과 골반근육 운동법이 있다. 과민성 방광 증후군의 개선을 위해서는 방광을 자극하는 음식이나 소변을 자주 보게 하는 음식, 즉 알코올, 담배, 카페인 함유 제품(커피, 녹차 등), 탄산음료, 신 쥬스, 우유 및 유제품, 초콜릿, 꿀, 설탕, 인공감미료 등의 섭취를 줄이는 것이 좋으며 가능한 체중을 줄이고 골반에 자극을 주는 운동은 피하도록 한다.

(3) 전립선비대증

전립선은 남성의 정액을 만들고 저장하는 장기로서 방광 바로 밑에 붙어 있으며 내선과 외선으로 구분된다. 내선 한가운데로 요도가 통과하며 소변을 조절하는 요도괄약근과 정액배설구인 사정관이 있다. 전립선이 비정상적으로 커져 요도를 누르게 되는 전립선비대증은 남성의 배뇨장애 중에서 가장 높은 빈도를 차지하는 질환으로 대개 50세 전후에 나타나기 시작하여 60대에 60%, 80대에 80%에 이르는 노인에 흔한 질환이다. 우리나라도 인구의 고령화와 생활의 서구화로 전립선비대증 환자가 점차 증가하고 있다. 전립선비대증의 주 증상은 배뇨장애로써 배뇨시작에 시간이 걸리고, 소변줄기가 약해지며, 마칠 때까지도 시간이 걸릴 뿐 아니라 빈뇨와 야뇨도 생겨 밤에는 소변 때문에 잠을 설치기도 한다. 이를 장시간 방치하면 방광과 신장 기능에 이상이 생길 수 있으며 심한 경우 요독증 등의 합병증이 생길 수도 있다. 전립선비대증을 진단하기 위해서는 자가진단으로서 국제적으로 통일된 국제 전립선 증상점수표 검사를 해 볼 수 있으며 병원에서 직장수지검사나 배뇨기능검사 또는 경직장 전립선초음파 검사를 통해 진단할 수 있다. 세계보건기구에서 7가지의 질문으로 제정한 국제전립선증상점수표는 전립선비대증환자의 증상을 점수화 하여 증상의 정도를 비교하고 평가하는데 이용되는데 합계점수가 8 이상이면 전문가와 상의가 필요하다. 중요한 것은 전립선암과의 감 별진단으로서 최근에는 혈액으로 간편하게 검사하는 PSA(전립선암 특 이항원)검사가 도움이 되며 필요시 경직장초음파검사를 실시하는 것 이 좋다. 전립선비대증 치료는 약물요법(혈압강하제, 항남성호르몬제제 등)과 수술요법이 있으며 최근 환자의 고통을 줄이기 위한 비 침해적 치료 법이 개발되고 있다.

23. 변비 (Constipation)

병리학적으로는 대장에서 노폐물의 통과가 늦어져 수분이 적은 딱딱해 진 대변이 항문으로 배출되는 것으로 정의할 수 있으나, 임상적으로는 일 주일에 배변 횟수가 3번 미만이거나 대변이 과도하게 딱딱하게 굳은 경 우, 불완전 배변감이나 항문직장의 폐쇄감이 있는 경우를 말한다. 원인은 원발성 또는 기능성 원인과 이차성 원인으로 구분되며, 이차성 원인으로는 기질적 국소성 질환(염증, 종양), 전신적 질환(혈관, 대사질환), 그리고 약제 사용 등이 있는데 90% 이상은 뚜렷한 원인이 밝혀지지 않는 원발성 원인이다. 치료는 고 섬유소 식사요법, 행동요법, 약물요법 등을 병용하는 것이며, 기본적인 식이요법과 함께 대변의 부피를 늘리는 완하제로 시작하며 과삼투압 설사제, 염성 하제 등을 복용하여도 호전되지 않을 때 자극성 설사제 나 장운동 촉진제를 고려하지만 장기간의 사용은 금하는 것이 좋다. 무엇보다도 충분한 수분섭취가 중요하며 기상 후 공복상태로 한 잔, 매 식후 한 잔, 취침 전 한 잔, 최소 하루 2L의 물을 마시는 것이 좋고 쌀밥보다는 현미밥이 좋으며 섬유질이 풍부한 야채와 과일(다시마, 양배추, 사과, 귤, 바나나, 키위), 그리고 견과류와 요구르트, 청국장 등이 도움이 된다. 무엇보다도 고구마 섭취를 권하는데, 한 예로 뉴질랜드 원주민(마오리족)이 대장암이 없다는 사실에 착안한 미국 뉴저지대학과 뉴질랜드 대학과의 연구결과 고구마에는 비타민 B1, B2, C, E뿐 아니라 베타카로틴, 글루타치온 및 다량의 항산화물질이 함유되어 있어 대장암을 예방할 수 있음이 증명되었다.

24. 복통 (Abdominaql pain)

과식을 하고 복통을 호소하며 응급실을 찾는 환자들이 많다. 복통은 가장 흔한 소화기증상 중 하나이며 대부분의 소화기 질환은 복통을 동반하므로 복통의 원인이 내과적인지 응급 수술을 요하는 것인지 판단하는 정확한 진단과 치료는 매우 중요하다고 할 수 있다. 복통은 원인 질환에 따라 그 양상이 매우 다양하여 뱃속의 장기에 이상이 있을 때 뿐 만 아니라 배의 안쪽 벽인 복벽, 혈관의 장애 또는 복부 외의 질환(심장, 폐 질환), 난소 등 생식기 질환에서도 복통이 생길 수 있다. 이와 같이 복통은 그 원인이 다양한 만큼 진단이 쉽지 않은 경우도 있어 경험이 많은 의사도 오진을 경험할 수 있다. 복통이 있는 경우 일단 복통의 성격, 강도, 위치, 복통이 다른 위치로 뻗치는지의 여부, 지속시간, 빈도, 악화인자나 완화인자 등을 파악해야 하며 복통 외에 발열 유무, 대변의 양상 변화, 구토 등의 증상이 있는지 확인해야 한다. 특히 여성인 경우는 생리 유무를 확인해야 한다. 이외에도 음식 복용력이 중요하며 음주력도 중요한 진단의 열쇠가 될 수 있다. 복통은 크게 급성 및 만성 복통으로 분류할 수 있으며 급성 복통으로 급성 위장관염, 급성 충수염, 급성 담낭염, 급성 췌장염, 요로 결석에 의한 통증, 여성인 경우 자궁 외 임신이나 난소 종양의 염전(twisting) 등이 있다. 만성 반복적 복통은 복통이 몇 주 혹은 몇 개월 이상 지속되는 경우를 말하며 소화성 궤양, 담도질환, 만성췌장염 그리고 과민성 대장염 등이 있다. 겨울철엔 특히 노로바이러스(Norovirus)에 의한 복통과 설사로 내원하는 환자가 많은데 외출 후 손을 깨끗이 씻는 습관이 중요하며 무엇보다도 식습관을 잘 유지하고 과식하지 않도록 주의해야 한다. 이와 같이 복통은 흔한 증상이지만 원인이 될 수 있는 질병은 매우 다양하다는 것을 염두에 두어야 한다. 별다른 치료 없이 회복되는 경우도 있지만 복통이 심하거나 계속 지속되는 경우 반드시 전문의와의 상담 및 진찰이 필요하며 특히 만성적인 복통이 지속되는 경우 악성질환의 가능성을 배제할 수 없다.

25. 비만 (Obesity)

체내에 과다하게 많은 양의 체지방이 쌓여 있는 상태를 말하며, WHO(세계보건기구)는 '비만은 장기 치료가 필요한 질병'으로 규정하였다 (1996). 의학적으로는 체질량지수(Body Mass Index, BMI,체중(kg)을 신장(m)의 제곱으로 나눈 값)가 25 이상일 때 비만이라고 하며(정상: 8.5~22.9), 동양인에서는 허리둘레가 90cm(남성), 80cm(여성) 이상을 복부비만이라고 한다. 또한 생체전기저항측정법(bioimpedence analysis)으로 체지방율이 25%(남성), 30%(여성) 이상을 비만이라고 한다. 최근에는 피하지방보다는 복강 내 내장지방의 축적이 더 중요하다는 연구 결과들이 있다(내장지방형 비만). 비만의 원인은 섭취하는 영양분에 비해 에너지소비가 적은 것으로, 불규칙한 식습관, 과다한 음식 섭취, 운동부족, 내분비계통 질환(갑상선), 유전적 요인, 정신적 요인 및 약물 등이 원인이다. 비만은 고지혈증, 동맥경화를 통한 심혈관질환, 고혈압, 당뇨병, 지방간, 담석증, 수면장애, 우울증, 퇴행성관절염 등과 관계있으며 각종 암(대장암, 유방암 등)의 위험성도 증가된다. 치료를 위해서는 생활습관의 변화가 중요한데 무엇보다도 식이조절(당분, 지방, 튀긴 음식은 피하고 과일, 야채, 곡류, 콩 섭취), 규칙적인 운동(수영, 자전거, 자주 걷기, 계단이용) 그리고 오래 앉아 있거나 TV 시청 등을 자제하여야 하며, 심한 경우 약물치료나 수술의 도움을 받는다. 그러나 단식 등 갑작스러운 체중감량은 체지방보다는 근육소실이 커서 이보다는 장기적인 노력이 필요하다.

＊ **올바른 체중감량법은 다음과 같다 :**

(1) 유행하는 다이어트 따라하지 말 것

(2) 매일 유산소 운동을 30분이상 할 것

(3) 하루 5Km 이상 걸을 것

(4) 하루 1.8L 물 마실 것

(5) 취침 전 4시간 이내 금식할 것

26. 빈혈 (Anemia)

혈액속의 조직에 산소를 공급하는 적혈구(red blood cell) 또는 혈색소(hemoglobin)가 부족한 경우(남자 성인 혈색소 농도가 13g/dL, 여자 성인 12g/dL 미만, WHO)를 말한다. 원인은 400가지도 넘으나, 크게 혈액상실(궤양, 치질, 암, NSAIDS계 약물), 적혈구 생성의 불완전 또는 감소(겸상 적혈구성 빈혈, 비타민 결핍), 적혈구 파괴의 증가(유전, 용혈, 독소, 심혈관계 질환)로 분류한다. 흔히 비타민 결핍(B12, 엽산), 만성 질환(류마치스성 질환, 암, 만성 염증성 질환, 신장 질환), 골수 질환(백혈병), 용혈 또는 실혈(위장관 출혈 등)로 인해 발생한다.

증상으로는 피로감, 창백, 호흡곤란, 심계항진, 어지럼증, 두통, 졸도 등을 호소하며, 합병증으로 심한 피로감, 심장병(울혈성 심부전증) 등이 나타날 수 있고 심한 경우 사망에 이르기도 한다. 먼저 원인을 치료하는 것이 중요하며 철분과 엽산을 보충해 줄 수 있는 식품(녹황색 야채, 닭고기, 쇠고기, 생선)과 비타민 C를 복용하는 것이 도움이 된다. 식사 중에 카페인을 피하는 것(철분 흡수 방해)이 좋으며, 예방을 위해서는 평소 녹황색 야채, 과일, 콩 등을 자주 섭취하고 비타민이 풍부한 음식을 섭취하도록 한다.

27. 설사 (Diarrhea)

설사는 수분이 많은 대변이 급격하게 배설되는 병적 상태로서 배변 횟수가 하루 4회 이상 또는 하루 250g 이상의 묽은 변이 나올 때 설사라고 한다. 설사의 경과에 따라 2주 이내를 급성설사, 2~3주 이상 지속될 때 만성설사라고 하며, 설사를 그 원인에 따라 장관 내 흡수가 안 되는 물질에 의한 삼투성 설사와 장점막의 구조적 손상 없이 세균성 독소, 담즙산, 지방산, 설사제 등 분비 촉진제에 의한 분비성 설사, 염증성 장질환, 허혈성 장질환 등 장 점막의 구조적 손상에 의한 점막 손상성 설사, 그리고 병원성 생물체에 의한 감염성 설사와 약제 등의 비 감염성 설사로 구분할 수 있다. 급성 설사의 90% 이상은 감염성 설사로서 발열, 구토, 복통을 동반하며 그 원인은 세균, 바이러스, 기생충 감염으로 오염된 음식이나 물에 의한다. 비감염성 설사(10% 미만)는 약물이 주 원인이며 독성 물질, 허혈성 손상 등이 있으며, 급성 설사는 대부분 특별한 치료없이 대증요법으로 회복된다. 만성설사는 과민성 대장증후군, 염증성 장질환, 감염, 음식물 알레르기, 약물 등이 원인이며, 만성 설사는 먼저 그 원인을 파악하고 원인에 대한 치료가 중요하고 수분과 전해질 이상의 교정, 증상을 완화 하기 위한 대증요법을 실시하며 합병증이 생겼을 때 이를 치료해야 한다. 일반적으로 수분이 많은 음식물을 충분히 섭취해야 하며 단백질은 무방하나 지방은 피하는 것이 좋고(대장 자극하여 설사를 더 심하게 함) 찬 음료, 자극성 음식, 알코올도 피하는 것이 좋다. 예방을 위해서는 올바른 손 씻기, 안전한 음식과 물 섭취, 그리고 평소 건강한 몸을 유지하는 것(세균에 대한 저항력 증강)이 중요하다.

＊ 설사의 주 원인 10가지 (10 Common Causes Of Diarrhea)

(1) 약물(Medication) : 항생제(antibiotics), 제산제(antacid) 등

(2) 감염 : Viruses(Rotavirus, Norwalk virus), 기생충(Parasites ; Giardia lamblia 등)

(3) 여행자 설사(Traveler's Diarrhea, 주로 세균성)

(4) 식중독(Food Poisoning, 세균성)

(5) 유당분해효소결핍증(Lactose Intolerance)

(6) 음식 알레르기(Food Allergies)

(7) 수술(Surgery, 특히 복부)

(8) 스트레스(Stress)

(9) 위장질환(Digestive Disorders, 과민성대장증후군 등)

(10) 암(Cancer)

28. 소화불량 (Dyspepsia, Indigestion)

가장 흔한 위장 증상으로 한 가지 증상만 일컫는 것이 아니며, 속쓰림, 포만감, 팽만감, 구역 등의 여러 증상을 포함한다. 대부분 기능성이며 실

제 10% 정도만 치료가 필요하다. 많은 경우 기질적인 원인 없이 증상이 반복되거나 지속되기도 하며, 음식, 카페인, 흡연, 음주와 관계있고 식중독이나 위장 질환, 담낭 및 췌장 질환, 당뇨, 갑상선 질환 또는 약물(NSAIDs, 항생제 등)과 관계되기도 한다. 치료를 위해 식이조절과 생활양식의 변화가 중요하며 필요시 약물요법을 시도하나(제산제, H2 수용체 길항제, proton pump 억제제, PPI) 장기적으로 투약하는 것은 바람직하지 않다. 예방을 위해서는 음식을 조심하고 금연, 절주하며 스트레스를 피하고 약물을 주의한다.

29. 소화성 궤양 (Peptic ulcer)

위점막은 내부로부터 점막, 점막근, 점막하, 고유근 그리고 장막의 다섯 층으로 되어 있다. 점막손상이 점막 하층까지 포함된 것을 궤양이라고 하며, 위와 십이지장에 발생한다. 인구의 5~10%는 평생에 한 번은 소화성 궤양을 경험한다. 위점막의 공격인자는 위산, 펩신, 헬리코박터를 들 수 있으며 방어인자는 위속의 점액, 위점막에서 분비하는 중탄산염과 프로스타글란딘, 위점막 세포자체가 있으며, 이들의 불균형에 의해 궤양이 발생한다. 원인에 따라 헬리코박터 관련 소화성 궤양(한국인에 많음), 비스테로이드성 소염진통제 관련 소화성 궤양(미국 등), 기타로 나누어진다. 증상은 식후 1~3시간 후(공복시) 오목가슴이나 오른쪽 윗배를 찌르는 듯하거나, 칼로 베는 것 같은 심한 통증이 특징이다. 진단을 위해서는 상부 위장관 방사선 촬영이나 상부 위장관 내시경 검사로 가능하다. 치료는 식이요법과 약물요법을 들 수 있으며 일반적으로 카페인이 들어 있는 음식(커피, 콜라)은 피하는 것이 좋으며 지나치게 맵거나 짠 자극적인 음식은 피하는 것이 좋다. 우유는 좋은 제산제이지만 함유된 칼슘이 반동적으로 산 분비를 촉진하므로 좋지 않고 담배는 절대로 금하여야 하며 술도 삼가는 것이 좋다. 일반적으로 약물치료에 의해 대부분 치유되지만 재발하는 경향이 많으며(헬리코박터 균), 불규칙한 식사습관, 흡연, 진통 소염제의 남용 및 심한 스트레스 등이 소화성 궤양을 유발시키고 악화시킬 수 있으므로 평소 이러한 것들을 지혜롭게 피하는 것이 중요하다.

30. 수면장애 (sleep disorder)

수면은 우리 삶의 빼놓을 수 없는 부분으로 신체의 면역체제, 조직회복, 정신건강에 영향을 미친다. 성인의 적절한 수면량은 7~8시간으로써 독일 튀빙겐대학의 얀 보른박사(Jan Born)는 8시간 수면을 취한 그룹이 잠을 적게 잔 그룹에 비해 수학문제를 풀 능력이 3배나 높고 기억, 학습능력이 20% 증가한다고 보고하였다. 반면 수면부족은 피로, 기분변화, 통증내성의 감소 등을 초래하여 정상적인 활동을 방해하게 되는데, 성인의 삼분의 일이 어떠한 형태로든 수면장애를 경험한다고 한다. 수면장애는 크게 잠들기가 힘든 불면증과 잠은 쉽게 들지만 깊은 잠을 자지 못하는 경우로 구분할 수 있으며, 기간에 따라 2주 이내의 일과성 불면증과 그 이상 오랫동안 잠을 못자는 만성 불면증으로 나누어 생각할 수 있다. 불면증이 가장 대표적인 수면장애이나, 수면무호흡증과 사지운동증, 기면병, 몽유병 등도 비교적 흔한 수면장애에 속한다. 불면증은 그 자체가 하나의 병이라기보단 열이나 두통 등과 같은 증상으로서 걱정이나 근심 등 심리적인 요인이 중요하게 작용하지만 때로는 사지운동증, 두통, 그 밖의 통증 등과 같은 신체적 질병이 불면의 원인이 된다. 불면증의 원인으로는 스트레스 등 심리적 요인, 식생활 및 불규칙적인 생활습관, 환경적 요인 그리고 신체질환을 들 수 있다. 일과성 불면증인 경우는 일시적으로 스트레스를 많이 받는 상황(시험, 가족의 사망이나 질병, 경제적 곤란) 등이 원인이 된다. 지속적으로 불면을 호소하는 사람들은 수면을 방해하는 카페인, 니코틴, 알코올이나 암페타민, 갑상선 호르몬, 항고혈압제 등의 약물 복용이 원인일 수 있으며, 정서장애, 우울증, 불안증, 외상 등이 주된 원인이 될 수 있다. 일반적으로 불면증은 여자에서 남자보다 1.5배는 많은데, 이는 불면증을 유발하는 심리적인 요인, 스트레스가 여성의 예민한 성품에 더 크게 작용하는 데에 기인하는 것 같다. 치료의 첫걸음은 정확한 원인을 규명하는 것이 중요하며, 필요에 따라 정신요법이나 약물 요법을 실시한다. 일과성 불면증에 대하여는 수면제가 필요할 때가 있으나, 3~4주 미만 단기간의 사용을 권장한다.

식생활 역시 수면에 영향을 줄 수 있으므로 수면에 도움이 되는 식생활의 개선도 중요하다. 일반적으로 멜라토닌이 풍부한 음식이나 멜라토닌의 분비를 촉진시키는 음식이 수면에 도움을 주는데, 멜라토닌의 함량이 높은 음식으로는 쌀, 감자, 생강, 토마토, 바나나, 파인애플 등이 있다. 멜라토닌의 분비를 증가시키는 또 다른 방법은 필수 아미노산인 트립토판을 섭취하는 것으로서, 호두, 땅콩 등의 견과류, 치즈, 케이크 등 당류, 닭, 오리, 칠면조 등 가금류 등을 들 수 있다. 취침 전에 흔히 권하는 것은 약간의 과일(토마토나 바나나) 이나 저지방 우유 한 잔 정도이다. 한편 저녁 식사는 지방이나 단백질이 많은 음식은 피하는 것이 좋으며, 음료수도 많이 마시지 않는 것이 좋고, 특히 카페인이 함유된 음료는 절대 피하는 것이 좋다. 알코올이나 담배는 수면장애를 일으키므로 금해야 한다. 예방으로는 좋은 생활습관(매일 같은 시간에 기상, 취침 시에는 침대이용, 규칙적인 운동, 규칙적인 생활)과 수면습관이 중요하며, 취침 전에 카페인이나 술, 담배는 피하는 것이 좋다. 적은 시간의 잠을 자더라도 숙면하는 것이 좋으므로 불면을 해결하기 위해 약을 쓰기보다는 좋은 수면 습관을 가지는 것을 권하며, 너무 잠에 집착하지 말고 좋은 컨디션을 만들도록 하여야 한다.

＊ **좋은 수면을 위한 일반적인 수칙은 다음과 같다** :

(1) 규칙적으로 잠자리에 들고 일어나는 시간을 지킨다.

(2) 낮잠을 짧게(20분 이하) 자고 휴일에도 늦잠자지 않도록 한다.

(3) 침실은 잠잘 때만 이용 하도록 한다.

(4) 규칙적인 운동을 하고 오후 늦게 가벼운 운동을 하는 것도 도움이 된다.

(5) 수면 전에 긴장을 풀도록 한다(샤워, 운동, 손발을 따뜻하게).

(6) 배가 고프거나 과식한 상태로 잠자리에 들지 않는다.

(7) 술, 담배, 카페인(콜라, 커피) 등을 피한다.

우리의 몸은 스스로 지키려는(균형을 유지하려는) 노력을 한다. 그러므로 몸이 시키는 데로 따라가려는 노력이 필요하며 무엇보다도 규칙적인 생활(규칙적 식생활과 운동)이 중요하고 스트레스를 해소하려는 노력이 필요할 것이다.

31. 수인성 전염병 (Waterborne infectious diseases)

우리 주변에는 여전히 물의 오염으로 인한 설사나 식중독이 많이 발생하고 있다. 특히 조심해야 할 수인성질환들과 그 예방법은 다음과 같다.

(1) **세균성 이질** : 시겔라(Shigella)균에 의해 급성 감염성 대장염을 일으킨다. 전염성이 매우 강하며 환자의 분변에 오염된 물과 음식을 먹었을 때 발병한다. 감염 후 12시간~7일의 잠복기 후 갑자기 시작되는 복통과 발열, 구토, 설사(점액성의 콧물 같은 변이나 피가 섞인 변)가 특징이다.

(2) **장티푸스** : 환자, 보균자의 대소변에 오염된(살모넬라균) 물이나 음식을 통해 전파되며, 1~3주의 잠복기를 거쳐 계단식으로 열이 점차 올라가고 오한, 식욕부진, 두통 등이 나타난다. 피부에 홍반이 관찰되기도 하며, 40도까지 가는 고열이 3~4주간 계속되기도 한다.

(3) **콜레라** : 비브리오 콜레라(Vibrio Cholera)균에 오염된 음식이나 물로 감염되며, 3~5일간의 잠복기가 지난 후 많은 구토와 설사(쌀뜨물 같은)

를 하는 것이 특징으로 급속히 진행되는 탈수로 소아의 경우 사망에 까지 이를 수 있다.

(4) **식중독** : 세균, 바이러스 또는 기생충에 오염된 음식이나 독성물질이 들어 있는 음식을 섭취할 때 발생한다. 고기, 우유, 치즈, 아이스크림, 마요네즈 등 대중 식품(포도상구균, 바실루스 세레우스)이나 계란, 우유(살모넬라 식중독), 또는 생선회, 굴, 낙지 등 어패류를 날로 먹었을 경우(비브리오 식중독) 주의해야 한다. 특히 여름철 해산물의 비브리오 불니피쿠스 균은 독성이 강해 만성 간질환 환자에서 치사율이 매우 높다.

(5) O-157 : 대표적인 장출혈성 대장균으로 소 등 가축의 분변, 특히 위생상태가 나쁜 육류 가공식품, 덜 익은 쇠고기 요리에서 감염된다. 설사와 발열이 동반되며 수일 후에는 출혈을 동반하는 설사가 뒤따르게 된다.

대부분의 수인성 전염병은 기본적인 개인위생수칙을 지킴으로써 예방이 가능하며, 다음과 같은 수칙을 지키는 것이 필요하다. 즉 생고기 조리에 사용한 칼, 도마, 식기, 행주 등은 반드시 끓는 물에 살균하여 사용한다. 육류, 생선, 패류를 날것으로 먹지 말고 충분히 익혀 섭취해야 한다. 가열 조리되지 않은 음식은 피해야 한다(75℃ 3분 이상 가열). 안전하지 않은 물이나 얼음은 먹지 말고 식수는 반드시 끓여서 사용하도록 한다. 과일은 껍질을 벗겨서 먹는 것이 좋다. 음식조리 전이나 먹기 전, 외출 후에 손을 씻고, 용변 후에는 반드시 손을 씻는 습관을 가진다.

32. 식중독 (Food poisoning)

식중독이란 섭취한 음식물의 독성 물질 때문에 발생한 일련의 증후군을 말하며, 세균감염(E Coli, Vibrio)이나 세균에서 생산된 독소(Staphylococcus, Bacillus)에 의한 세균성 식중독, 동물(복어 등) 또는 식물성 독소(버섯 등)에 의한 자연독 식중독, 그리고 인공적인 화학물(수은, 카드뮴 등)에 의한 화학성 식중독으로 분류된다. 원인에 따라 잠복기와 증상의 정도가 다르지만 일반적으로 음식물 섭취 후 72시간 이내에 구토, 설사, 복통, 발열 등의 증상을 나타낸다. 치료는 구토나 설사로 인한 체내 수분손실과 전해질을 보급하는 것으로 충분하나, 때로 항생제가 필요한 경우도 있다(혈변, 점액성변, 발열이 동반되는 경우). 무엇보다도 예방이 중요한데 첫째 청결해야 하며(손, 재료, 조리기구 등), 둘째 신속해야 하고(재료구입 후 신속히 조리, 신속히 섭취, 장시간 방치하지 말 것), 셋째 냉각 또는 가열해야 한다(5도 이하 또는 60도 이상의 온도에서 식중독균으로부터 안전). 특히 외식 시 주의하고 냉장고를 과신하지 말아야 한다.

33. 심근경색증 (Myocardial Infarction)

심근경색은 심장근육에 혈액을 공급하는 혈관의 폐쇄로 인하여 심장근육이 괴사가 되는 상태를 말하며, 치사율이 높아(30%) 위급하고 중한 질환으로 중년 이후의 남성에 많고 심신의 과로가 원인이 되기 쉽다. 증상은 협심증보다 심해 통증이 30분 이상 지속되며, 때로 1일 이상 지속되기도 하고 심부전이나 쇼크 등이 수반되기도 한다. 휴식상태에서 흉통이 20분 이상 지속되거나 혈압이 떨어지고 호흡곤란, 오심, 구토, 식은땀, 피로감 등이 나타나면 즉시 병원으로 가야 한다. 심근경색증은 병력과 심전도로서 쉽게 진단할 수 있으며 심초음파, 운동부하, 관상동맥 조영술 등으로 진단한다. 치료로는 약물요법, 관상동맥 확장술, 스탠트삽입술, 관상동맥 우회로수술 등이 있으며, 절대안정(3~4주간)을 취한 후 서서히 운동 범위를 증가 시켜야 한다. 심근경색증은 돌연사와 직접 관계가 되므로 예방적인 생활 습관이 중요하다. 즉 동물성 지방의 섭취를 제한하며 스트레스를 받지 않도록 하고 절대적으로 금연해야 한다. 비만, 고혈압, 당뇨병 그리고 고지혈증 등의 치료 등 일반적인 예방과 규칙적인 운동이 중요하며, 생선이 도움이 되고 소량의 아스피린(1일 100mg이하) 복용을 권한다(50세 이상의 남자, 60세 이상의 여자 중 위험인자가 하나 이상 있는 사람, 당뇨병, 고혈압, 고지혈증, 흡연자, 관상동맥 질환의 가족력이 있는 경우).

* 미국 심장병학회에서 제안한 심장병 예방은 위한 생활 습관의 개선은 다음과 같다 :

(1) 다양한 종류의 야채와 과일을 매일 5번 이상 먹을 것

(2) 곡물섭취를 늘릴 것

(3) 무지방 혹은 저지방 우유를 먹고, 콩과 생선 섭취를 늘릴 것

(4) 육식은 닭고기나 기름이 없는 것을 선택할 것

(5) 섭취량에 따라 운동량을 증가할 것(몸무게를 줄일 것)

(6) 포화지방과 콜레스테롤의 섭취를 줄이고, 콩, 곡물 등에서 불포화지방 섭취를 늘릴 것

(7) 소금과 알코올 섭취를 줄일 것

34. 알레르기 (Allergy)

그리스어의 allos(changed)와 ergos(action)의 합성어로 변화된 반응(changed reactivity)이란 뜻을 정상적으로 해없는 물질(음식, 약, 화학물질, 먼지 등)에 대한 면역체계의 과민반응(hypersnsitivity)이다. 1906년 클레멘스 폰 피르퀘트(Clemens von Pirquet, 오스트리아 소아과의사)는 외부 자극과 면역체계의 상호작용에 의해 일어나는 반응(과민반응)을 알레르기(allergy)라 부르기 시작했다. 유발물질(알레르겐, allergen)로는 먼지, 꽃가루, 동물 비듬, 음식, 화장품, 담배, 약 등이 있는데, 우리 몸의 어느 부분이든지 알레르기에 의하여 질병이 발생할 수 있으며 스스로 알아채지 못할 정도로 경하게 지나가기도 하나 심하여 생명에 위협을 주기도 한다. 증상은 부위별로 상기도(비염, 건초열, 천식), 눈(충혈, 결막염), 피부(피부염, 습진, 두드러기), 위장(위경련, 구토, 설사), 이외 관절통, 어지럼증 등의 증상이 나타날 수 있다. 치료는 유발물질에 노출되는 것을 피하는 것이 중요하며, 경한 경우 충혈완화제나 항히스타민제, 기관지확장제

등을 사용할 수 있으나 약물에 의한 경우나 증상이 호전되지 않을 때는 전문의 진료를 받아야 한다. 예방을 위해서는 알레르겐을 피하도록 노력하고 주변 사람들과 의료진에게 알레르기 체질임을 알려야 하며 약, 음식 등에 표시를 하고 집안의 가구, 의류 등을 청결히 유지하는 것이 중요하다.

35. 암 (Cancer, Malignancy)

암은 세포의 비정상적인 성장으로 정의할 수 있는 성인의 대표적인 질환으로 빠르게 성장하고 주위조직을 침범하며 혈관과 림프관을 통해 다른 부위로 전이된다. 약 87%가 40대 이후에 나타나며, 한 해 암으로 진료받은 환자의 수는 약 25만 명이 넘는다. 암의 종류는 100가지도 넘으며 증상도 유형에 따라 다양하다. 암의 종류나 진행정도에 따라 차이가 있으나, 전체 암 환자의 약 50%는 통증을 호소하며, 말기 암 환자의 경우는 80% 정도에서 통증을 호소하는 등, 많은 환자가 통증으로 고통을 받으면서 생을 마감한다. 우리나라에는 위암(21.5%), 폐암(11.5%), 간암(11.0%), 자궁암(10.1%), 대장암(8%), 유방암(5.3%)의 순으로 나타나고 있으나, 최근 암의 발생 빈도가 변화되고 있어, 대장암, 유방암, 전립선암, 방광암은 증가하는 추세이고, 폐암, 자궁경부암, 난소암, 백혈병 등은 줄고 있다. 암의 원인은 아직도 규명되지 않고 있으나 내적 요인(유전적 요소, 돌연변이)과 외적 요인(나쁜 식습관, 흡연, 과음, 감염, 발암물질, 방사선, 반복적인 염증과 손상, 건강치 못한 성생활)의 복합적 요소가 작용한다. 감염으로는 Human papillomavirus(HPV, 자궁암), 간염바이러스(B, C, 간암), Epstein-Barr virus(림프종), Human immuno-deficiency virus(AIDS, 피부암 등)등이 있다. 발암물질로는 담배, 석면, 비소, 아질산염, 방사선과 방사성 물질 등이 있으며, 내적 요인보다도 실제 생활양식과 환경 등 외적요인이 암의 원인의 90%를 차지한다. 암 발생에 관여하는 인자는 개시인자(세포의 발암유전자를 자극하여 각성시키는 촉매제), 촉진인자(각성한 세포에 작용하여 분열을 촉진), 위험인자(이들의 작용에 영향을 미치는 인자)가 있다. 위험인자는 내부요인(성, 연령, 유전), 외부요인(음식물, 흡연, 음주, 햇볕 노출)으로 구분한다. 암의 위험신호로는 상복부 불쾌감 및 소화불량(위), 점액, 혈변 및 배변습관의 변화(대장), 우상복부둔통, 체중감소 및 식욕부진(간), 계속되는 마른기침이나 혈담(폐), 지속되는 쉰 목소리(후두), 이상분비물 또는 부정출혈(자궁), 무통의 종괴 또는 유두출혈(유방), 혈뇨(비뇨기), 난치성 궤양(설), 검은점이 더 까맣게 되고 커짐(피부) 등이 있다(대한 암협회). 암의 초기에는 피로감, 식욕감퇴 외 특이한 증상이 없어 증상만으로 조기진단은 어렵다. 유의해야할 증상은 설명되지 않는 체중감소, 식욕부진, 피로감, 지속적인 발열, 통증 등인데, 통증은 초기에는 대부분 없으나, 진행되면서 통증을 수반하며 말기에는 더욱 심해진다. 진행되면서 전형적인 증상(10가지)은 통증, 피로감, 쇠약감, 식욕부진, 기력부족, 구강건조, 변비, 조기포만감, 호흡곤란, 체중감소이며, 암환자의 약 30~50%, 진행성 암환자의 60~70%, 말기암 환자의 80~90%에서 나타난다. 통증(pain)은 암이 뼈, 신경계를 침윤하거나 장기가 눌릴 때, 말초신경이 손상을 받을 때(항암, 방사선 치료 등으로) 주로 발생한다. 피로감(fatigue)은 신체적, 감정적, 인지적이며 시상하부-뇌하수체-부신 축의 기능부전, 세로토닌(Serotonin) 조절이상, 생체리듬의 파괴로 인한다. 악액질(cachexia)은 진행성 암 80%(특히 소화기, 폐암)에서 발생하며, 체중감소, 식욕부진, 피로, 근육 및 체지방감소, 빈혈, 부종 등의 증상을 포괄하며, 음식섭취를 조절하는 뇌 기전이상, 세로토닌 조절이상, 에너지대사의 변화로 인한다. 식욕부진(anorexia)은 신경, 호르몬 기전의 장애, 불안, 우울, 장폐색, 구토, 변비, 동통에 의한 이차적 원인에 의한다. 오심과 구토(nausea, vomiting)는 항암, 방사선 치료, 위장관 장애, 불안감, 전해질 불균형에 의한다. 호흡곤란(breathlessness)은 폐암, 전이상 폐암, 폐렴, 만성 폐쇄성 폐질환에 의한다. 암은 그 종류가 많고 다양하여 암 진단 후 암의 치료 방침을 결정하는 일이 중요하다. 암의 치료는 환자의 나이, 병력, 건강상태와 암의 발생부위, 유형, 병기, 조직학적 특성 등에 따라 결정되며, 단일 치료보다는 수술요법, 항암화학요법, 방사선요법, 면역요법, 영양요법, 완화요법 등 복합적으로 치료하게 된다. 수술, 방사선, 항암화학요법이 3대 치료법으로 주로 사용되고 병용되며, 이 외 고열 치료, 유전자 치료 등이 연구되고 시도되고 있으나 아직 제한적이고, 최근에는 그 치료법이 많이 발달하여 생존율을 높이고 있어 완치되는 경우도 많으나 여전히 암으로 인한 사망률은 높은 편이다. 그러나 암은 불치의 병으로 단정하여 절망적으로 생각해서는 안되며 적극적인 치료로 완치될 수 있다는 믿음을 가져야 한다. 무엇보다도 조기발견이 중요하며, 진행된 암이라도 적극적인 치료에 임해야 할 것이다. 더불어 식이요법, 운동요법 등 생활습관을 개선하여 건강을 유지하는 것이 중요하다. 모든 병과 마찬가지로 암도 역시 예방이 중요한데, 우리 생활 속의 작은 습관을 바꾸는 것부터 암 예방은 시작된다. 암 예방은 1차 예방(암의 발생 원인을 규명하여 제거 : 생활습관 개선)과 2차 예방(암을 조기 발견, 치료하여 암의 진전이나 암에 의한 죽음을 막는 것 : 정기 검진)으로 나뉜다. 저지방, 야채, 과일, 곡류 등의 섭취를 생활화하고(balanced diet), 적절한 체중 유지(ideal body weight), 예방접종(간염, 자궁암), 건전한 성생활 그리고 스트레스를 관리하는 것이 암 예방의 가장 중요한 점이다. 특히 음식은 각종 암 발생과 밀접한 연관을 가지기 때문에 식습관을 바르게 바꾸는 것은 암 예방의 가장 기본이라고 할 수 있다. 특히 항암 효과가 뛰어난 10가지 음식은 가지, 고구마, 마늘, 버섯, 브로콜리, 사과, 양배추, 요구르트, 블루베리, 토마토이며, 일반적으로 녹차, 된장, 버섯, 시금치, 조개류, 참깨, 호박 등은 간암 등 위장관 암에 좋다. 특히 항산화효과가 뛰어난 음식은 크랜베리, 포도(적), 사과, 체리, 딸기, 블루베리 등이다. 일반적인 암 예방지침은 1) 정상체중의 유지(ideal body weight) 2) 적절한 운동(exercise, 햇빛 노출은 최소화) 3) 과일과 채식섭취(매일 5회) 4) 닭고기, 생선, 콩 음식, 우유제품(소량), 곡물 섭취, 즉 균형 잡힌 식생활(balanced diet) 5) 비타민 섭취(Vitamins) 6) 금연, 절주(smoke, alcohol) 7) 예방접종과 정기검진(vaccination, regular check-up) 등이다 (Ways to fight cancer, 미국 암협회). 한편 미국 Northwestern University이 제안한 암 예방의 7 스텝은(심장질환도) 운동, 건강식, 콜레스테롤 조절, 혈압조절, 당조절, 몸무게 유지와 금연이며, 오래전 맹자의 자기 마음을 보존하여 본성을 기르는 것은 하늘을 섬기는 것이오, 단명하거나 장수하거나 개의치 않고 몸을 닦아서 천명을 기다림은 천명을 온전히 하는 것이니라고

한 말씀같이 평소 자신의 몸을 잘 관리하고 다스리는 일이 예방에 중요할
것이다.

36. 어지럼증 (Vertigo, Dizziness)

어지럼증은 정지된 상태에서도 움직이는 듯한(빙글빙글 도는) 느낌을 받는
증상을 말하는 것으로 크게 생리적 어지럼증과 병적 어지럼증(귀, 중추신경계)
으로 나눌 수 있다. 원인은 내이염(Inflammation in inner ear), 양성 체위성 현
훈(Benign paroxysmal positional vertigo, BPPV), 메니에르병(Meniere's disease), 전정
편두통(Vestibular migraine), 청신경종(Acoustic neuroma), 생리적 원인(65세 이상),
갑작스런 체위변화, 스트레스, 불안, 발열, 허기, 술, 약물(혈압강하제, 진정제)
등이 있으며, 병적 원인으로 귀 질환, 빈혈, 저혈당, 심장병, 뇌출혈, 뇌종
양 등이 있다. 진단은 어지럼증 유발검사, 전정기능검사, 혈액검사, 뇌 검
사 등으로 가능하며, 치료로는 먼저 원인 질환을 찾아 치료하며 편한 자세
로 안정시키고 수분을 많이 섭취케 하며 카페인, 흡연, 음주를 금하고 복
식 호흡 등을 통해 몸을 이완시키는 것이 도움이 된다. 드물게 합병증으로
낙상이나 운전 중 사고가 발생할 수 있으나, 대부분의 어지럼증은 쉽게 좋
아질 수 있다. 그러나 증세를 느끼면 즉시 앉거나 눕고, 갑작스러운 움직
임을 피하며, 운전을 금하고, 금주, 금연, 카페인을 피하며, 시야가 흐려지
거나 청력감퇴, 마비 증세가 나타나면(특히 노인) 신경과 전문의의 진료를 받
아야 한다.

37. 요통 (Low back pain)

잘못된 자세, 갑작스런 체위변화, 스트레스 등으로 겪게 되는 허리 부위의 통증으로 거의 모든 성인이 한 번쯤 경험한다. 실제 증상이 없는 사람도 척추 사진을 찍으면 40대의 경우 40%, 50대의 경우 50%, 70대에는 거의 100% 가까이 척추질환을 가지고 있다고 한다. 잘못된 자세, 척추손상(디스크, 척추관 협착증, 추간관절 증후군), 스트레스(무거운 짐 등), 기타 질환(요로결석, 감염 등) 등이 원인이 되며, 증상은 다양하지만 허리 통증이나 하지 저림 등을 주로 호소한다. 치료를 위해서는 원인의 제거가 우선이며, 급성 근육 염좌 및 경련의 경우 하루 3~4회 20분간 얼음찜질로 도움이 된다. 약물요법과 다양한 시술이나 수술을 시행할 수 있으나 근골격계의 역학적 장애를 교정하는 방향으로 치료한다. 만성 요통의 경우 스트레칭(한쪽 무릎 깍지 끼고 가슴으로 당기기, 교각자세 만들기 등)과 적절한 운동을 하고 누울 때 무릎 밑에 베개를 받치며 육체적 정신적으로 안정적인 상태를 유지하도록 한다. 예방은 좋은 자세를 유지하도록 노력하는 것이며, 너무 오래 같은 자세(서있거나 앉아있기) 유지하지 않도록 하고 자주 걷는다. 무거운 짐을 들 때 조심하며 허리를 비틀거나 꼬이지 않도록 하며 적절한 몸무게를 유지하고 규칙적인 체조와 스트레칭을 하는 것이 중요하다.

38. 우울증 (Depression)

우리나라의 자살률이 1위라고 하며 특히 노인 자살률이 매우 높은데, 이는 우울증과 관계가 있다. 통계에 의하면 노인(65세 이상) 우울증 환자가 최근 5년간 1.7배나 증가되어 노인의 15~25%가 우울증을 나타내고 있다고 한다(건강보험정책연구원 2011). 우울증은 정신 병리학적으로는 마치 감기와 같이 흔히 발병하며(Martin Seligman) 미국 통계에 의하면 인구의 17%가 자신의 삶 가운데 우울증을 경험한다고 한다. 특히 최근 수명의 증가와 더불어 노인성 질환이 증가하고 우울증 환자도 급증할 뿐 아니라 자살로 이어질 수 있어 사회적인 문제로 생각되고 있다. 노인 우울증은 사회적 요인과 많은 관련성이 있어 가족 친지간의 갈등, 사별과 같은 슬픔, 정신질환, 신체적 질병, 재정 등의 사회적 손실, 젊었을 때 육체 또는 정서적 남용 등이 원인이 되며 사회적인 고립이 가장 큰 위험요소이다. 우울증은 크게 주요 우울증(major depression), 만성우울증(dysthymia), 조울증(manic depression)으로 대별되나, 드물게 가면우울증(masked depression), 멜랑콜리(melancholy) 그리고 비전형적 우울증(atypical depression) 등이 있다. 환자들은 수면의 어려움, 죽음에 대한 두려움, 불안, 초조, 피로감 및 만성 통증(두통, 흉통)을 호소하며 집중력과 기억력이 저하되고 심하면 허무주의, 피해망상, 죄책감, 질투 등의 증상이 나타나기도 한다. 노인의 우울증은 본인이나 가족들이 모르고 지나가는 경우가 많아 각별한 관심과 주의를 요한다. 무엇보다도 노인들은 육체적인 질병을 잘 다스려야 하며 규칙적 운동을 하고 복용중인 약물을 재확인하여 불확실한 약물을 멀리하며 술을 끊고 필요하면 정신과의사와 상의하여 항우울제를 복용해야 한다. 항우울제의 치료는 신중을 기해야 하며 약물 치료와 함께 가족 면담 등과 같은 치료도 병행해야 한다. 우울증의 약물치료에 대한 반응은 좋은 편이나 잘 치료되지 않았을 때 합병증이 나타날 수 있고 가장 두려운 합병증은 자살이다. 그러나 가족이나 친지가 함께 할 때 예방할 수 있으며 이를 위해서는 육체적, 정신적, 사회적, 종교적으로 활발하게 활동을 유지하는 것이다. 특히 부부가 함께 운동이나 취미 활동, 사회활동, 봉사활동 그리고 종교생활을 하는 것이 좋으며 불만이 있는 부부는 부부관계를 회복하는 것이 예방에 도움을 준다. 어떤 상황이든지 열린 마음으로 이해하고 받아들이려고 노력해야 노년기 변화를 긍정적으로 받아들이면서 우울증을 막을 수 있을 것이다.

39. 위식도 역류질환 (Gastroesophageal Reflux Disease, GERD)

누구나 여행 등으로 환경이 바뀌거나 음식이 바뀔 때 또는 신경을 많이 쓸 때 가슴에 타는 듯한 통증과 신트림을 경험한다. 이는 위 속에 있는 내용물이 아래의 소장으로 내려가지 않고 거꾸로 식도로 거슬러 올라감으로써 식도점막을 손상시키는 운동질환으로 위식도 역류질환이라고 하며, 미주지역에서는 성인의 20~40% 정도로 흔히 나타나는 질환인데 최근 생활양식이 서구화되면서 우리나라에도 급속히 증가되는 경향을 보이고 있다. 원인은 식품이나 약물에 의한 하부 식도 괄약근 기저압의 감소와 식도 청소능의 장애, 위산의 증가(위염 등)와 위배출 장애 그리고 담즙의 역류나 식도 허니아 등이 관여하는 것으로 알려져 있다. 대표적인 증상은 가슴 가운데가 타는 것처럼 화끈거리거나 심와부 작열감으로서 이는 오목가슴에서 시작하여 불에 타는 듯한 뜨거운 감각이 상부로 치밀어 오르는 가슴 쓰림과 함께 불쾌감을 호소하는 것으로서 식후에 악화되는 것이 특징이다. 이와 함께 위산의 신물이 넘어오는 신트림이나 음식물을 삼키기 어려운 연하곤란 또는 음식물을 삼킬 때 수반되는 통증 등이 나타나기도 한다. 때로 특별한 이유 없이 자주 목이 쉬거나 기침이 계속 될 때에도 위식도 역류질환의 가능성을 생각해야 한다. 진단을 위해 가장 중요한 검사는 내시경 검사이며 이외 식도조영술, 식도내압검사 및 24시간 식도 측정검사와 방사선 동위원소를 이용한 검사 등이 도움이 된다. 치료 목표는 위식도 역류를 감소시키고 식도점막을 보호하는 것으로써 이를 위해 일상생활에서의 주의가 필요하다. 먼저 역류를 유발하는 요인을 인지하고 피해야 한다. 즉 취침 시에 베개를 높게 하고, 꼭 끼는 옷을 입거나 복부에 압력을 주어서는 안 된다. 바쁜 직장인들이 아침을 먹지 않고 밤에 과식하는 습관을 바꿔야 한다. 특히 술과 담배를 금해야 하며 기름기가 많은 음식, 신음식과 커피, 콜라 등 카페인 함유음료 그리고 고추, 후추, 초콜릿, 껌, 양파, 박하 등 하부식도의 압력을 감소시키는 음식은 삼가야 한다. 식사 후 적어도 3시간 내에 잠자리에 들지 않도록 한다. 치료뿐 아니라 예방적인 목적을 위하여도 과식은 피하고 지방의 함량이 높은 음식을 피해야 하며, 복부비만은 복압을 상승시켜 역류를 유발할 수 있으므로 규칙적인 운동을 하여 적절한 체중을 유지하는 것이 중요하다. 약물치료는 3~6개월간 시행하여 효과를 보지만 드물게 내과적 치료에 반응하지 않을 경우 내시경치료나 외과적 치료를 고려하기도 한다. 무엇보다도 식이요법과 더불어 규칙적인 운동 그리고 스트레스의 해소가 중요하다고 생각된다.

40. 위염 (Gastritis)

위염은 위점막의 염증성 질환의 총칭으로써 흔히 소화불량, 위경련이라고 불려 지기도 하는데, 그 임상상에 따라 급성 위염과 만성 위염으로 분류된다. 급성 위염의 가장 흔한 예는 급성 출혈성 위염으로서 대부분은 과음, 폭식, 부패 또는 오염 식품의 섭취, 또는 비스테로이드성 항염증제(진통제, 감기약, 두통약, 해열제) 등의 약물에 의한 위점막 자극이 원인이 되며 심한 화상이나 교통사고와 수술 등의 심한 스트레스에 의해 발생하기도 한다. 증상으로는 복통, 위팽만감, 구토, 식욕부진, 피로감, 속쓰림 등이 있는데 이는 위점막의 손상이나 위점막의 방어력의 약화로 인해 유발된다. 치료는 원인 요소를 제거하고 위산을 약화시킬 수 있는 제산제나 위산의 분비를 억제하는 히스타민 수용체 차단제 또는 양성자 펌프 억제제 등을 사용한다. 보통 위점막은 재생 속도가 빠르기 때문에 48시간 내에 호전되는 경우가 많다. 만성 위염은 폭음, 폭식, 잘못된 식습관 또는 소염, 진통제 등의 약물의 계속적인 복용 등으로 발병한다. 만성위염은 그 정도와 분포가 일정치 않기 때문에 증상 또한 일정치 않고 다양하여 위부위에 동통,

압박감, 팽만감 등을 호소하기도 하고 거의 증상이 없을 때도 있다. 진단은 자각 증상 및 이학적 소견과 내시경검사로 이루어 진다. 만성 위염의 치료는 원인이 되는 인자를 제거하는 것이 중요하며 기계적으로 위를 자극하지 않게 과식, 과음을 피하고 간식을 먹지 않으며 식사시간을 규칙적으로 하는 것이 좋다. 또한 너무 뜨겁거나 찬 음식물도 좋지 않으며 위를 자극하는 알코올 음료나 향신료, 커피, 담배 등은 피해야 한다. 우리나라 만성 위염 환자에서 헬리코박터 파이로리 균의 유병률은 80% 가량 되기 때문에 이 균의 박멸이 위염의 치료로 중요할 수 있다. 이러한 위염의 예방을 위해서는 규칙적인 식생활이 중요함을 늘 염두에 두어야 한다. 특별히 주의해야 할 음식으로 1) 짜고 매운 음식(소금, 고춧가루, 후추, 겨자) 2) 알코올 또는 탄산음료 3) 커피, 홍차 등 카페인 함유 음료, 그리고 4) 담배 등은 피하도록 하는 것이 좋다.

41. 장 건강 (Bowel health)

우리 몸의 장은 소장과 대장을 합치면 7m 이상이 되는 긴 장기로서 먹은 음식이 장을 다 통과하는 데에는 72시간 정도 걸린다. 몸의 면역을 최전방에서 담당하는 NK(Natural Killer)세포가 제일 많은 곳은 장(70퍼센트 집중)으로서 장의 건강은 우리 몸의 건강과 비례한다고 할 정도로 중요하다. 또한 장은 비만과도 관계가 있어 장내세균의 조절이 비만에 중요하다.

장의 건강을 위하여는 다음과 같은 노력이 필요하다 :

(1) 저녁식사를 일찍하고(6시 이전) 장을 12시간 쉬게 해준다. 즉 저녁식사 후 아침식사까지 물 이외는 금하는 것이 좋고. 부득이하게 저녁식사가 늦은 경우 아침식사도 늦게 한다.

(2) 유산균을 섭취한다(유산균에는 장내세균의 균형을 유지하고 NK세포를 활성화시키는 힘이 있다). 장에는 비만과 관계되는 페르미쿠테스 균과 그 반대되는 박테로이데테스 균의 균형이 중요한데(미국 워싱턴 대학 Jeffrey Gordon) 이 균형을 유지해주는 것이 유산균이다. 유산균은 노화의 예방에 도움을 주며(Elie Metchnikoff) 감기도 막아주고 아토피에도 도움을 주며 콜레스테롤 수치도 감소시켜 준다고 한다. 그러나 요구르트는 4℃ 이하로 유지되어야 하기 때문에 액체류보다는 아이스크림처럼 되어 있는 요플레를 복용하는 것이 좋다.

(3) 웃는다(웃음은 NK세포의 활성을 10배 정도 증가시킨다).

42. 정신질환 (Mental illnesses)

노화와 더불어 정신과 신체의 기능이 점차 저하되는데, 노년기에 발생하는 정신질환에는 노인 정신장애(주로 노인성 치매)와 비치매성 정신질환(노인성 조증, 우울증, 신경증, 인격장애) 그리고 노인 정신분열증 등을 들 수 있으며, 원인에 따라 기질적 정신장애(Organic disorders)와 기능적 정신장애(Functional disorders)로 구분하기도 한다. 최근 노인 인구의 증가와 더불어 노인 정신질환 환자가 증가되고 있을 뿐 아니라 노인 자살률이 상승되고 노인 학대가 증가되는 등 노인에 대한 사회적 문제가 갈수록 심각해지고 있다. 이러한 노인 정신질환의 원인으로는 뇌의 노화(노화와 함께 신경전달물질의 변화, 호르몬의 변화), 심리적 원인(성격의 변화, 스트레스 대응력 약화), 사회적 원인(상실감, 경제적 불안정) 그리고 신체적 질병 등이 있으나, 가장 중요한 것은 우울증과 스트레스일 것이다. 특히 인생의 황혼기를 맞으면서 죽음에 대한 이해나 개념이 부족하거나 죽음을 두려워하고 수용하지 못하는 데에서 오는 문제점이 크다. 이를 조절하기 위한 치료로는 심리치료와 약물치료 등이 있으나 아직은 치료를 위해 병원을 방문하는데 어려움이 있고 노인복지 등 제도적인 관리도 불충분한 상태이므로 노인의 정신질환의 조기발견과 관리가 중요하다. 그러나 노인의 정신질환을 노화현상으로만 볼 수 없고 평소 육체적 건강관리와 함께 정신건강을 위한 관심을 가지고 노력하면 예방할 수 있다고 생각된다. 또한 노인의 우울증을 조기에 발견하여 합병증을 예방하고, 노인의 스트레스를 줄이기 위한 가족들의 도움을 상기시키는 것은 노인의 건강뿐 아니라 삶의 질도 향상시킬 수 있을 것이다.

43. 지방간 (Fatty liver)

간에 5% 이상의 지방이 축적된 상태를 지방간이라고 하며, 크게 알코올성 지방간과 비 알코올성 지방간(비만, 약물, 고지혈증, 당뇨)으로 나눌 수 있다. 일부 만성 간염, 간경변으로 발전하여 위험에 빠지기도 하며, 증상이 없는 경우가 많으나, 피로감, 전신 권태감, 우상복부 불편감을 호소하기도 한다. 치료는 먼저 원인이 되는 음주, 비만, 고지혈증, 당뇨 등을 교정하는 것으로 식생활의 개선, 즉 고단백, 저지방, 탄수화물 중 과당섭취 조절이 중요하다. 최근 비 알코올성 지방간이 증가하고 있는데 이는 생활습관의 변화 때문인데, 특히 우리 국민의 과당 섭취의 급격한 증가(65g 이상)와 관계가 있다. 과당(fructose)은 포도당(glucose)보다 지방으로 변하기 쉬우며 간에서 에너지를 급속히 고갈시키고 중추에서 포만감을 못 느끼게 하며 장 투과의 증가로 독소의 간 내 유입을 증가시켜 간 손상을 유발하는데, 인스턴트식품, 빵, 과자, 음료(탄산음료, 쥬스, 커피, 가공우유, 유제품)에 많다. 예방을 위해서 식습관 개선, 규칙적인 운동, 건강한 생활습관을 유지하는 것이 중요하다.

44. 치매 (Dementia)

치매라는 말은 라틴어에서 유래된 말로서 '정신이 없어진 것'이라는 의미를 지니고 있다. 치매는 과거에는 흔히 '노망'이라고 부르며 병으로 생각하기보다는 자연 발생적 현상으로 생각해 왔으나 노인이 되고 나이가 들어 기억력 감퇴된다고 다 치매가 발생하는 것은 아니다. 치매는 차츰 그 이해와 관리에 대해 관심이 높아지고 있는 질환으로 정상적인 생활을 유지하던 사람이 나이가 들면서 뇌에 발생한 각종 질환으로 인하여 여러 가지 인지 기능을 상실하고 이로 인해 일상생활조차 수행할 수 없게 되는 것을 말한다. 치매는 나이와 관계가 있어 65세 이상의 노인 5~15%에서 치매환자가 발생하는데 최근 우리나라의 통계를 보면 7년간 3배 가까이 급증하였으며 4,50대에서도 수천 명의 환자가 보고 되었다고 한다. 치매는 크게 혈관성치매와 알츠하이머병으로 대별되는데, 혈관성치매는 뇌혈관 장애로 뇌의 신경세포가 손상되어 발생하고 서서히 진행되며 본인도 자각할 수 있으나, 알츠하이머병은 그 원인을 알 수 없으며 기억장애와 인격의 변화가 함께 나타나고 자신도 모르게 발병하며 자각하지 못한다. 기타 알코올성, 뇌손상, 뇌질환(Pick's disease, Creutzfeldt-Jakob disease, Huntington Disease) 그리고 대사성, 결핍성, 중독성, 감염성 질환 등 매우 다양한 원인에 의해 치매가 발생할 수 있다. 치매의 증상은 기억력 감퇴부터 시작되어 언어력 감소, 판단력 저하, 그리고 정신, 신체적 장애까지 이르는데 초기(건망기, 1~3년)에는 기억장애(특히 최근 기억)와 계산 착오, 언어 능력저하 그리고 방향감각 장애 등이 나타나며 중기(혼동기, 3~8년)에 들어서면서 수면장애와 지각장애, 언어장애 그리고 사고장애 등이 나타나고 말기(치매기, 8~12년)에 이르면 고도의 인지장애와 용변장애를 비롯한 신체장애가 나타나게 된다. 그러나 치매도 조기에 진단하면 증상을 완화시키고 효율적으로 치료할 수 있기 때문에 조기진단이 중요하며 이를 위해서는 사회의 인식과 가족의 협조가 매우 중요하다. 한편 알코올성 치매는 뇌 신경세포막의 지질을 녹여 신경세포의 기능을 약화시키고 뇌위축을 유발한다. 그러나 술을 끊으면 뇌의 위축이 어느 정도 정상화된다. 또한 담배도 뇌에 좋지 않은 영향을 주어 뇌기능을 저하시키고 신경세포를 손상시켜 치매의 위험을 높인다. 무엇보다도 예방이 중요하며 일반적인 예방법은 다음과 같다 :

(1) 가지고 있는 질환(심장병, 고혈압, 당뇨병)을 잘 조절한다.

(2) 올바른 식습관이 중요하다(건강한 식습관, 절주, 금연, 비타민 복용).

(3) 규칙적인 운동을 해야 한다.

(4) 뇌의 활동을 촉진시켜야 한다(읽기, 공부, 취미생활).

(5) 스트레스를 피한다(긍정적, 적극적인 삶).

(6) 독소를 피한다(환경호르몬 등 피함, 물 잘 먹기).

(7) 공동체생활을 한다(친구, 가족).

(8) 계획성 있는 생활을 한다(가계부, 일기).

최근미국 정신과의사들이 그 예방법을 다음과 같이 쉽게 정리하였다. 즉 **PASCAL**(Physical activity, Antismoking, Social activity, Cognitive activity, Alcohol drinking in moderation, Lean body mass & healthy diet)인데, 같은 뜻을 이해하기 쉽게 한글로 정리한 것이 **진인사대천명**이다. 진(P) : 진땀나게 운동하기 (규칙적인 운동), 인(A) : 인정사정 보지말고 담배끊기, 사(S) : 사회활동하기 (공동체생활 – 친구, 가족), 대(C) : 대뇌활동하기 (뇌의 활동 촉진시킴 – 계획성 있는 생활, 읽기, 공부, 취미생활), 천(A) : 천박하게 술 마시지 말기, 명(L) : 명 길게 해주는 음식 섭취 (올바른 식습관 – 생선, 야채, 비타민).

45. 치질 (Hemorrhoids, Piles)

항문 및 직장의 정맥이 부어오르고 염증이 생기는 것을 치질이라고 하는데, 이는 잘못된 배변습관이 원인이며, 배변 시 과도한 압력이 항문 및 직장의 정맥에 가해져 생긴다. 때로 과로, 임신 및 출산이 원인이 되기도 하며 음주가 악화시킨다. 출혈과 통증이 가장 흔한 증상이며, 배변 시 선혈이 묻어 나오는 경우가 대부분이나, 심한 경우 항문이 빠지는 듯한 불편감 및 통증이 있는 경우도 있다. 드물지만 항문 밖으로의 탈항, 지속된 출혈로 인한 빈혈, 그리고 감염 등의 합병증이 생길 수 있다. 충분한 휴식, 다량의 수분과 섬유질 풍부한 음식 섭취, 규칙적인 운동, 좌욕(뜨거운 물, 10분, 5일 이상), 그리고 좌약 등의 치료로 완치가 가능하다. 심한 탈항의 경우, 경화제 주입요법, 밴드 결찰술, 외과적 치료 등이 필요한 경우도 있다. 예방을 위해서 규칙적인 운동, 섬유질 섭취(변을 무르게 하고 변비를 예방함), 화장실 자주 가기, 변기에 오래 앉지 말기 등으로 항문의 긴장을 완화시키는 것이 도움이 된다.

46. 폐렴 (Pneumonia)

폐렴은 세균이나 바이러스, 곰팡이 등의 미생물로 인한 감염으로 발생하는 폐의 염증으로 65세 이상이나 면역력이 저하된 사람에서 주로 발생한다. 원인은 세균, 바이러스감염이 주 원인이나 드물게 곰팡이, 기생충 등에 의한 감염이나 비감염성 폐렴(화학물질, 방사선 치료 등)이 발생할 수도 있다. 증상은 기침, 가래, 발열, 호흡곤란 등 호흡기 증상이 나타나며 가래가 짙고 피가 섞이기도 하고 원인에 따라 다른 증상을 호소하기도 하며(세균성 : 흉통, 오한, 바이러스성 : 두통, 근육통 등), 합병증으로 폐농양, 늑막염, 기흉, 호흡부전 등이 발생하여 사망에 이르기도 한다. 치료는 원인에 따른 치료를 해야 하나, 일반적인 폐렴은 세균성 폐렴으로 가정하고 항생제 치료를 하며(원인균이 밝혀지면 적합한 항생제를 선택), 바이러스성 폐렴(독감 등)은 발생 초기에 항바이러스제의 효과가 있으므로 초기에 치료해야 한다. 예방을 위해서 외출 후 손 씻고 양치질하며, 규칙적인 생활과 충분한 휴식, 그리고 금연이 중요하다. 노인이나 면역기능 저하, 만성 폐질환자, 자발적으로 기침하기 어려운 자, 중풍, 알코올중독 환자들에게는 폐렴구균(사슬알균) 예방접종을 권한다.

47. 협심증 (Angina Pectoris)

심장은 1분에 60~80회, 하루에 약 10만회 수축과 확장을 반복하며, 심장근육에 혈액을 공급하는 동맥을 관상동맥이라고 하는데, 이 혈관이 죽상경화에 의해 협착이 생겨 필요한 혈액의 공급이 부족하게 된 질환을 허혈성 심장질환이라 하고 협심증(안정성, 불안정성)과 심근경색증(급성)으로 구별되며, 뇌졸중과 함께 급성관상동맥증후군(Acute Coronary Syndrome)으로 분류된다. 성인 3대 사망 원인 중 하나가 이 허혈성 심장질환이다. 위험인자로는 고지혈증, 고혈압, 흡연의 세 가지가 주 요인이며, 이외 당뇨병, 비만,

운동부족, 스트레스 등이 있다. 증상은 가슴을 짓누르는 듯한 둔한 압박감(흉통)이며, 체위변동에 따른 변화가 없고 목, 턱, 어깨로 방사되기도 하며, 운동, 추울 때, 흥분할 때 주로 유발되고, 지속시간은 5~10분 미만이며 안정하면 증상이 없어지며, 니트로글리세린(nitroglycerin)을 혀 밑에 넣거나 아이소켓(isoket) 스프레이를 입 안에 뿌리면 5분 이내 통증이 완화된다. 경미한 경우 약물치료로 치료되나 증상을 조기에 완화시키고 재발을 막기 위하여 관상동맥 중재시술(스텐트삽입술)을 하기도 한다. 예방을 위해 위험인자를 관리하는 것이 중요하다. 특히 육식을 줄이고 술, 담배를 자제하며 채식과 생선을 많이 섭취하고 규칙적인 운동을 하는 것이 좋다.

48. 호흡곤란 (Difficult breathing, Shortness of breath)

숨을 정상적으로 쉴 수 없거나 숨을 쉬는데 불쾌감을 느끼는 것으로 정의할 수 있으며, 원인은 주로 폐질환(급성 : 기관지 천식, 폐렴, 기흉, 이물질 흡인 등, 만성 : 만성 폐쇄성 폐질환, 간질성 폐질환, 폐암 등)과 심장질환(부정맥, 협심증, 급성심근경색증, 심부전증)이나 기타빈혈, 갑상선기능항진증, 중증 근 무력증 등에 의할 수도 있고 드물게 심리적인 이유(우울증, 불안증후군 등)로 나타나기도 한다. 이 중 응급을 요하는 호흡곤란은 상기도 폐쇄(몸이 새파랗게 되는 청색증이 나타나고 질식 상태에 빠짐), 아나필락시스(약제의 부작용으로 두드러기, 발적 외에 후두에 부종이 생기면 치명적 결과 유발), 그리고 긴장성 기흉(교통사고나 인공 소생술 중에 발생), 심장 압전(심낭염, 심장 수술, 외상 등)으로 속히 병원으로 가야 한다.

의사의 진찰을 통해 어렵지 않게 진단하지만 간혹 상세한 검사를 요할 때가 있으며 오진 가능성이 높다. 성인이나 소아를 막론하고 갑자기 호흡곤란이 발생하는 경우, 적절한 치료가 필요한 응급질환일 수 있으므로 빠른 조치가 필요하다는 점을 명심해야 한다. 또한 만성적으로 반복적인 호흡곤란 증세가 있으며 특히 흡연력이 있는 경우 전문의의 상담, 진찰 및 정밀검사가 필요하다.

49. 황달 (Jaundice, icterus)

담즙색소(빌리루빈 : Bilirubin, 적혈구에서 만들어져 간으로 간 후 대소변으로 배설되는 황색의 색소)가 필요 이상으로 쌓여 눈, 피부, 점막 등에 노랗게 착색되는 증세를 말하며 원인은 감염(간염 바이러스), 담도 폐색(담석증, 담도암, 췌장암), 약물의 부작용, 알코올, 용혈성 빈혈, 말라리아, 황열 등이다. 증상으로는 피로감, 식욕부진, 구역질, 피부 가려움증을 동반하기도 하고, 때로 당근, 오렌지를 많이 섭취하여 손발이 노랗게 변하는 경우가 있는데, 이는 비타민 A의 전구물질인 카로틴(carotene)이 피부에 침착되어 나타나는 것으로 이때 각막이나 소변 색은 정상이므로 황달과 쉽게 구분할 수 있다. 황달은 그 원인이 되는 질환을 예방(간염 예방접종)하는 것이 중요하며, 최근 A형 간염이 산발적으로 발생하는데 이는 오염된 음식 탓(저개발국가로부터 수입)으로 발열, 입맛소실, 복통, 황달 등이 나타나나 2개월 이내에 치유된다. 예방을 위해서 검증되지 않은 건강식품이나 동식물 추출물, 약물 등을 함부로 복용하지 않도록 하며 귀를 뚫거나 문신할 때 소독한 바늘로 위생적으로 시술하여야 하고 과음하지 않도록 한다.

50. 흉통 (Chest pain)

흉통은 흉부에 통증 또는 압박감을 호소하는 자각 증상으로 사람들이 자주 경험 하는 증상으로서, 원인으로 심혈관 질환(협심증, 심근 경색증, 대동맥 박리 등), 소화기 질환(역류성 식도염, 위 십이지장 궤양, 담석증, 췌장염), 근육신경계통 질환(목, 흉부, 어깨), 폐질환(폐렴, 늑막염, 기흉, 폐혈전증)을 들 수 있으며, 특히 술, 담배를 많이 하는 사람, 비만, 고혈압, 당뇨 등 질환을 가지고 있는 사람, 성격이 다혈질인 사람에서 심한 흉통이 발생하는 경우 주의가 필요하다. 또한 드물게 젊고 건강한 사람에게 뚜렷한 이유 없이 흉통이 나타나는 경우도 있다. 흉통은 그 원인이 다양하여 증상만으로는 정확한 진단을 내리기 어려워 정확한 파악과 감별진단 후 합당한 치료를 해야 한다. 때로 급박한 병세의 진전으로(심혈관 질환) 응급 치료가 필요한 경우가 있어 가능한 빠른 시간 내에 전문의의 치료를 받아야 한다. 흉통과 함께 호흡곤란, 부정맥이 있고 얼굴이 창백해지면 심혈관 질환을 생각해야 한다. 예방을 위하여 규칙적인 운동, 체중 유지, 동맥경화의 위험인자 조절(고지혈증, 고혈압 등), 금연, 혈당 조절 등이 중요하다.

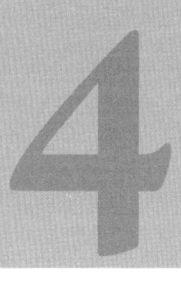

4

4장_ 노인과 영양 The aged and Nutrition

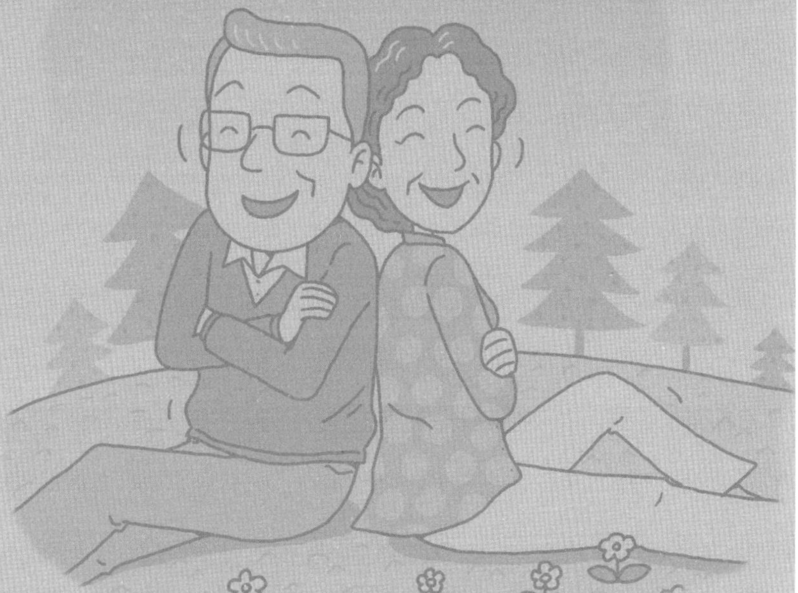

4장 _ 노인과 영양

1. 구강위생 (Oral health)

노인에 있어서의 구강위생은 어느 연령대보다도 중요한 일 중 하나이다. 구강건강을 위한 수칙은 다음과 같다(보건복지부). 1) 식사 후 및 잠자기 전에 반드시 이를 닦는다. 2) 이를 닦을 때는 위 아래로 깨끗이 닦는다. 3) 단 음식을 적게 먹고 과일과 야채를 많이 먹는다. 4) 정기적인 구강건강진단을 받고 스케일링을 받는다. 5) 이쑤시개 사용을 자제하고 치실사용을 습관화 한다. 6) 금연한다.

2. 식이 및 영양 (Diet and nutrition)

노인에 있어서도 먹는 즐거움은 가장 중요한 일 중 하나일 수 있다. 옛말에도 '곡기가 끊어지면 죽는다' 는 말이 있듯이 식욕은 건강한 정도를 판단하는 척도이기도 하다. 그러나 노인이 되면 미각과 후각이 감퇴되고 입맛도 감소되는 경향이 있어 음식섭취가 제한되거나 영양의 균형이 깨지기 쉬우며 만성 질환이 있는 경우 영양상태가 나빠질 수 있다. 그러므로 노인들이 편안한 환경 속에서 즐겁게 식사할 수 있도록 주변에서 돌보는 것이 중요할 것이다. 또한 노인을 위한 식단은 기초식품군을 골고루 포함케 하고 비타민이 풍부한 과일과 녹황색 야채를 많이 섭취하도록 하며 지방질보다는 소화가 잘되는 양질의 단백질(두부, 콩 등)을 우선적으로 택하여 여유롭고 즐거운 환경 속에서 입맛을 돋우도록 하는 것이 좋다. 이를 위하여 균형 잡힌 식사를 하되 규칙적인 식사와 규칙적인 운동으로 기분전환과 식욕이 증진되도록 해야 하며 가급적 가족과 함께 식사하도록 하는 것이 좋다. 수분을 충분히 섭취하는 것이 중요하며 저지방식을 하고 당분은 피하며 술은 어느 정도 제한하여야 하고 흡연은 금하도록 하여야 한다.

전문가들이 권하는 노년의 식생활은 1) 배가 부르면 바로 숟가락을 놓는다. 2) 걸쭉한 국물을 식탁에 올린다. 3) 단백질 섭취를 늘인다. 4) 소금 섭취를 줄이고 싱겁게 먹는다. 5) 채소와 과일을 다양하게 섭취한다. 6) 우유나 요구르트를 매일 먹는다 등이다. 세계적으로 장수마을로 알려진 일본의 오키나와 주민들의 식습관은 1) 돼지고기를 주식으로 하며 삶아서 기름기를 빼고 국물에 녹황색 채소, 해초, 콩을 넣어 먹는다. 2) 소식을 한다. 3) 싱겁게 먹는다. 4) 야채를 고기, 두부 등과 함께 볶아서 균형 있게 먹는다. 5) 생선을 즐겨 먹는다. 6) 카페인이 적은 화차를 즐겨 마신다 등이다. 유럽에서 장수로 알려진 스웨덴 사람들의 식습관은 해산물 요리가 주를 이루고 음식에 조미료를 사용하지 않고 생야채, 과일, 우유를 즐겨하며 식사시간이 적당하여 과식하지 않는 특징이 있다. 우리나라도 장수 국가의 하나로 알려져 있으며 장수촌 중 순창 지방에서는 장수의 열쇠가 채식에 있다고 하며 산나물을 즐기고 된장과 고추장을 즐겨 먹는다. 약수와 산나물로 유명한 전남 구례지방은 무공해 맑은 음식, 물, 긍정적인 생활자세 등이 장수의 비결이라고 하며 강원도 횡성지방도 오염되지 않은 깨끗한 물, 맑은 공기, 공해가 없는 산나물이 장수의 요인으로 알려져 있고 제주도의 장수비결은 소식과 더불어 된장, 채소, 해조류를 즐기는 것이라고 한다. 무엇보다도 활동적인 생활 습관으로 식욕과 적당한 체중을 유지하는 것이 중요하다. 다양하고 부드러운 음식을 골고루 섭취하도록 하고 신선한 녹황색 채소, 과일, 우유 및 유제품의 섭취를 늘리며 동물성 식품은 어류와 육류, 가금류를 고루 섭취하고 음주를 제한하고 충분한 양의 물과 음료를 마시도록 하는 것이 좋다.

3. 당 (sugar)

당은 크게 포도당(glucose), 과당(fructose), 자당(sucrose)으로 분류되며 모두

천연물질(식물성)이다. 포도당은 곡류나 베리 계통의 과일에 많으며 바로 몸으로 흡수되는 좋은 에너지원이고 과량 섭취시 인슐린이 분비되어 자동적으로 혈당을 낮추며 렙틴의 분비를 촉진하여 포만감을 준다. 과당은 주로 과일 속에 존재하며 인슐린 분비를 유도하지 않고 포만감을 주는 렙틴도 분비되지 않아 비만과 지방간과 관계가 있다. 자당은 설탕의 주성분으로 포도당과 과당이 결합된 이당류로 사탕수수로부터 얻어지며 과량섭취하면 글리코겐 형태로 간에 축적되어 지방간을 유발한다. 과당은 포도당에 비해 당도가 2배에 달하나 인슐린을 자극하지 않고 포만감을 주지 않기 때문에 무절제하게 먹을 수 있어 비만을 일으킨다. 특히 액상과당(탄산음료, 소스류)은 설탕보다 몸에 더 나쁘다. 미국 캘리포니아 대학에서 32명의 과체중 성인을 대상으로 포도당과 과당을 12주 섭취시킨 결과, 과당을 섭취한 그룹에서 내장지방의 증가, 인슐린 홀몬의 민감도 저하, 간에 지방 축적, 나쁜 콜레스테롤(LDL) 수치 증가, 중성지방 수치 증가를 보였다. 문제는 우리가 먹고 마시는 식품에 필요이상의 과당이 많이 들어있다는 것이다. 액상과당이 들어있는 청량음료를 장기간 섭취할 경우 비만 발병위험이 두 배로 증가한다(하버드대 월터 월렛 교수). 이러한 당류와 탄수화물을 과도하게 섭취할 경우, 지방으로 전환되어 체내에 축적되며 혈중 콜레스테롤 함량이 높아지고 각종 심혈관질환의 위험이 증가된다. 특히 식후 즉시 과일을 섭취할 때 당을 갑자기 높일 수 있어 주의해야 한다. 일반적으로 포도당은 포도·체리에, 과당은 사과·배에, 자당은 복숭아·바나나·귤에 많으며 50세 이상 성인의 하루 권장되는 과일의 섭취량은 2컵(1컵 : 작은 사과

1개, 큰 바나나 1개) 정도임을 염두에 두어야 한다.

4. 독소 (Toxin)

세상이 점점 혼탁해지면서 우리가 사는 세상의 환경재해가 점점 더 심해져 가고 있다. 이 세상 뿐 아니라 우리의 몸에도 지구온난화와 같은 변화가 몸과 정신을 조금씩 약화시켜 생활습관병과 우울증 환자가 증가되고 자살율이 높아지고 있다. 이는 환경의 변화, 음식의 변화 그리고 스트레스 등으로 우리 주변에 발생하는 독소 때문이며, 이는 우리 스스로가 자초한 결과라고 생각한다. 독소는 정상적인 세포활동으로 배출되는 노폐물로 인한 내인성 독소(정상적 세포활동으로 배출 노폐물)와 외부로부터 만들어져 우리 몸에 들어오는 외인성 독소(농약, 수은, 트랜스지방 등 인공독소)로 구분되는데, 우리 주변의 다양한 곳, 음식과 물, 식품첨가제나 방부제, 식품포장이나 용기에서 그리고 다양한 음식 처리과정 중에도 독소가 발생한다. 이러한 독소는 우리의 생활방식에 따라 몸에 축적되고 나쁜 물질들과 서로 상승작용을 하여 서서히 우리의 몸을 변화시키고 해치게 된다. '고치지 못하는 환자가 있을 뿐 고치지 못하는 병은 없다'고 말한 미국의 심장전문의 알레한드로 융거(Alejandro Junger)는 우리의 몸을 외부로부터 지켜주는 피부는 4개의 층(제 1피부는 우리가 알고 있는 우리 몸의 표면이며, 제 2피부는 옷, 비누 등 우리가 늘 이용하는 필수품들, 제 3피부는 우리의 생활터전인 집과 직장, 제 4피부는 우리가 속해 있는 대기권)으로 이루어져 있다고 한다. 즉 이 4개의 층이 우리의 몸을 보호하고 있는데 독소는 이 4개의 층을 뚫고 우리 몸에 치명적인 영향을 주어 여러 질병을 일으킬 수 있다는 것이다. 그러므로 우리 스스로가 이 독소로부터 건강을 지키기 위해 우리의 신체와 더불어 우리가 속해 있는 환경과 사회를 오염시키는 요인들을 제거하기 위해 부단한 노력을 해야 할 것이다. 우리 몸의 변화는 근본적으로 순환과 관계가 있으며 고혈압, 당뇨, 위장장애, 간 및 신장질환 등이 순환의 장애와 관계가 있는데, 이 순환장애의 주 범인이 독소이다. 그러나 우리가 일상생활에서 노출되는 대부분의 독소는 눈에 보이지 않기 때문에 체내외 환경을 재건하고 독소의 흡수를 줄이기 위해 소화관의 과부하를 줄이며 변비가 없도록 하고 장을 12시간 동안 쉬게 해야 한다(저녁 식후 아침식사 전까지 물 이외에는 먹지 않는다). 또한 독소를 신장으로 배출시키기 위해 물을 충분히 마시는 것이 중요하며, 폐를 위한 배출을 돕기 위해 복식호흡(하루 5분 이상)을 한다. 이외에도 규칙적인 생활(규칙적인 식사와 운동)과 충분한 수면과 휴식이 중요하고 스트레스를 해소하려는 노력과 명상(묵상)을 통해 독소 배출을 강화하며 늘 긍정적 사고를 가지고 사는 것이 중요하다.

5. 물 (Water, H2O)

물은 우리 몸의 2/3를 차지하고 있으며 지구의 70% 이상이 물로 덮여 있다. 물은 우리의 삶의 질을 결정하는 핵심요소라고 할 수 있으며, 우리 몸에 적절한 물이 없으면 제 기능을 할 수 없게 되고 체내에 항상 일정량의 수분을 보유(섭취량과 배설량의 균형)해야 한다.

(1) 체온을 조절한다.

(2) 입맛과 대사를 조절한다.

(3) 영양분을 용해시켜 필요한 세포에 운반한다.

(4) 해독작용을 하며 노폐물을 배출하고 완충액 역할을 한다.

(5) 관절을 윤활케 하며 피부를 보호하고 근육의 톤을 유지한다.

(6) 입안의 세균을 제거하여 구취를 없애주고 충치를 예방한다.

(7) 변비를 예방하고 다이어트에 도움을 준다.

(8) 체중조절에도 도움을 준다.

(9) 신체를 보호하여 노화를 방지한다.

(10) 대장, 방광 유방암 등을 예방한다.

물이 부족하면 체내로 투입된 각종 노폐물(음식물이 소화 흡수되는 과정에서 발생)이 몸 밖으로 배설되지 못하며, 우리 몸에 들어온 각종 영양소가 용해될 수도 없고, 영양소의 체내 운반 자체가 불가능해질 뿐 아니라 허기증과 피로감을 야기하고 집중할 수 없게 되며 심하면 혼수에 빠져 생명이 위험해질 수 있다. 그러므로 좋은 물을 마시는 것이 신체 이상을 예방하는 첫걸음으로서 건강의 기본임은 두 말할 필요조차 없다. 하루 최소 2.5L의 물을 마셔야 하는데 기상 직후, 식사 중(소화를 돕는다), 식후 그리고 식간에도 1컵씩 마시는 것이 좋다(1일 7회 이상).

6. 비타민 (Vitamin)

1912년 폴란드의 화학자 풍크(C. Funk)가 탄수화물, 단백질, 지방, 무기질, 물 외에 인간의 성장과 생명유지에 필요한 성분을 분리해내는데 성공하였다. 이 유기물을 비타민(vitamin)이라고 명명하였는데 이는 생명을 의미하는 비타(vita)와 아민(amine : 질소를 함유하는 유기물질)의 합성어로 생명유지에 필수적인 물질이란 뜻의 이름이다. 비타민의 기능은 매우 광범위하며, 대부분 효소의 구성 성분이 되어 우리의 영양소인 탄수화물, 지방, 단백질, 무기질의 대사에 관여 하는데, 소량이지만 그 필요량이 공급되지 않을 때 생명유지에 필요한 영양소의 대사가 지장을 받게 된다. 이러한 비타민은 체내에서 필요한 만큼 합성되지 아니하여 식품으로부터 비타민을 섭취해야 하는데, 실제 식품에는 극히 소량의 비타민만이 존재한다. 일반적으로 비타민은 지용성과 수용성으로 크게 분류되는데, 지용성 비타민은 지방이나 지방을 녹이는 유기용매에 녹는 비타민으로서 A, D, E, F, K 등이 이에 속하며, 과량 섭취 때 부작용이 생길 수 있으므로 일반적으로 하루 1알 이상 복용하는 것은 권하지 않는다. 한편 수용성 비타민은 물에 녹는 비타민으로서 많이 섭취해도 무방하며 B와 C가 이에 속한다. 특별히 비타민 C는 항바이러스효과, 항암효과 및 면역촉진효과 등이 있어 노인들에게 비타민 C의 섭취를 권하고 싶다. 역사적으로는 BC 1550년경 이미 이집트에서 괴혈병(비타민 C 결핍증)에 대한 기록이 있었으며 1309년 십자군 전쟁 때에도 많은 병사들이 괴혈병으로 고통 받았다는 기록이 있다. 또한 1497년 동인도

항해 중 많은 선원의 죽음에 대한 기록 중 공통적으로 나타난 증상이 잇몸과 구강점막 출혈현상으로 괴혈병이 의심되었고, 중세 영국해군 전쟁 기록에는 적군에게 살해된 병사보다 괴혈병을 앓다가 죽은 병사가 더 많았다고도 한다. 1747년에는 스페인의 배가 폭풍우로 길을 잃고 어떤 섬(남미로 추정)에 표류하고 병사들이 거의 죽기 직전에 섬의 원주민들이 앓고 있는 병사들에게 과일즙을 먹인 후 병사들이 생기를 찾고 회복되었다는 기록이 있는데 이 과일이 비타민 C를 많이 함유하고 있는 레몬이다. 영국 해군 위생법의 창시자라고 불리우는 제임스 린드 박사(James Lind)는 전투에서 전사한 영국수병보다 괴혈병으로 죽은 수병들의 숫자가 더 많았던 때에 해군 수병들의 식사에 감귤류와 레몬 주스를 포함시켜 영국 해군에서 괴혈병을 없애기도 했다(1761). 최근에는 비타민 C 생성 유전자를 제거한 쥐실험(Gulo knock-out mice)에서 5주 이상 생존하지 못했지만 비타민 C를 보충하여 살린 연구가 보고되었다. 그러나 우리 인간은 비타민 C를 생성하지 못한다. 또한 비타민 C는 열이나 빛에 약하여 조리하는 과정에서 손실되기 쉽고 형광등 빛에 의해 산화되어 기능을 잃기 쉬운데, 1937년 지오지(Gyorgyi)박사가 처음으로 비타민 C를 분리하였고, 이후 합성이 가능하여 대량생산이 가능하게 되었다. 비타민 C는 수용성으로 쉽게 인체 내에 흡수되며, 독성이 없어 부작용이 생기지 않고 항산화 작용이 있으며, 생체의 세포를 접합시키는 시멘트와 같은 물질인 콜라겐의 형성과 유지에 필요하다. 또한 아드레날린과 같은 호르몬과 신경전달물질의 형성에도 관여하며, 철분의 장내흡수를 촉진하고 철분이 간에 저장될 수 있도록 도와줄 뿐 아니라 콜레스테롤 수치를 낮추며 스테로이드 합성과 분비에도 중요한 역할을 한다. 특히 우리 몸이 스트레스를 받으면 제일 먼저 피 속에서 농도가 떨어지는 것은 비타민 C로서, 스트레스로부터 몸을 지키기 위해 소모되는 물질이다. 비타민 C가 결핍되면 세포 사이의 콜라겐이 감소함으로써 혈관벽이 약화되어 신체의 여러 부분에서 출혈(특히 잇몸)이 생겨, 빈혈 등 괴혈병 증세가 나타나고 상처회복이 지연된다. 반면에 조직 내에 비타민 C 함량이 높으면 열병이나 감염 등에 저항하는 힘이 커져 항바이러스, 항암효과가 있다는 연구가 있다. 알려진 비타민 C의 효능은 감기예방과 피로회복, 고혈압과 동맥경화를 유발하는 유해산소의 차단, 당뇨병의 합병증 예방 그리고 대장의 유해한 균을 유익한 균으로 바꾸어 주는 효능뿐 아니라 운동 전후에 복용하면 유해산소에 의한 손상을 방지할 수 있다고 한다. 한편 비타민 B에는 탄수화물 대사에 중추적 역할을 하며, 신경계와 근육의 에너지 유도과정에 필수적이고, 입맛을 높이는데 도움이 되며 심장에 도움을 주는 비타민 B1(Thiamine), 체세포에서 당질과 지방의 에너지대사에 관련된 산화효소들의 형성에 중요하며, 탄수화물, 지방, 단백질 등 열량소의 대사에 없어서는 안 되는 비타민 B2(Riboflavin), 세포내의 에너지 대사과정에 관계하며 지방대사에도 관련이 있고, 소화와 심장에 도움을 주며 콜레스테롤을 낮추기도 하는 비타민 B3(Niacin), 체내에서 아미노산과 단백질대사에 광범위하게 작용하는 비타민 B6(Pyridoxine), 조혈 메커니즘에 관여하며, 아미노산대사에서 조효소 작용을 하는 비타민 B12(Cyanocobalamin)가 있다.

결론적으로 수용성인 비타민 B와 C는 많이 섭취해도 좋으므로 비타민

B는 1일 1알, 비타민 C는 1일 1,000mg 1알로 시작하여 매 식후(소화불량 있는 분은 식사 도중이나 식후 즉시 복용하기를 권함) 1알씩, 1일 3알을 섭취하기를 권하며 비타민 C는 신선한 채소와 과일에 풍부하나 식품가공 및 조리 시에 쉽게 산화 · 파괴되므로 주의를 요한다.

∗ 각각의 비타민을 많이 함유하고 있는 식품

(1) 비타민 B1 : 말린 곡류(특히 현미나 보리), 콩, 두류, 견과류, 과일, 돼지고기

(2) 비타민 B2 : 우유, 치즈, 간, 달걀, 돼지고기, 고기내장, 녹색채소, 효모 및 전곡류

(3) 비타민 B3 : 간, 효모, 육류, 우유 및 달걀 흰자위, 가금류 및 전곡류

(4) 비타민 B6 : 효모, 밀, 옥수수, 간

(5) 비타민 B12 : 동물의 조직(특히 간, 신장에 많다), 굴, 식물에는 거의 들어 있지 않음

(6) 비타민 C : 신선한 채소와 과일

7. 술 (Alcohol)

술은 적당히 마시면 보약이 되지만 사람을 병들게 하는 독약이 되기도 하며 범죄와도 관련이 있다는 조사와 통계가 있다. 술이 간질환, 지방간, 알코올성 간염, 간경화를 유발하며 위, 대장, 췌장 등 소화기 질환에 영향을 미친다는 사실은 흔히 알고 있으나 심장, 콩팥, 관절 등 모든 병과도 관

련이 있다는 사실까지는 알지 못하고 있다. 그래서 술로 인해 몸이 상할지 언정 벗의 마음은 상하게 하지 말라는 말 때문에 술의 유혹을 떨치지 못하고 건강을 해치곤 한다. 술은 위에 직접 작용하여 위염을 일으키고 궤양을 악화시키며 식도나 위장출혈의 원인이 되기도 한다. 과도한 음주는 또한 급, 만성 췌장염을 일으키고 췌장의 기능장애를 유발하여 당뇨병을 합병하기도 한다. 간은 술을 주로 해독하는 장기로서 술로 인해 지방간, 알코올성 간염, 간경화 나아가서는 간암과도 관계가 있음은 이미 잘 알고 있는 사실이다. 이외에도 술은 심장과 혈관, 내분비계 그리고 골, 관절계 질환을 초래한다. 한편 약물 중 술에 영향 받는 약이 150여 종에 이르며, 특히 뇌신경계 약, 궤양 약, 당뇨 및 고혈압과 심장 약을 복용하는 환자에게는 철저한 주의가 필요하다고 할 수 있다. 그러므로 나이가 들수록 습관적인 음주나 과도한 음주는 심각한 병을 유발할 수 있음을 명심해야 한다.

8. 식이 섬유 (Dietary fiber)

대장질환은 우리의 식생활, 특히 식이 섬유와 관계가 깊다. 우리의 식생활은 과거에 비해 서구화되면서 지방섭취는 늘고 야채 등 섬유질의 섭취는 상대적으로 줄고 있다. 특히 식이 섬유는 우리의 건강을 위한 식이 중 필수적인 부분이라고 할 수 있으며 탄수화물, 단백질, 지방, 비타민, 무기질 및 수분 등 6대 영양소와는 다른 생리기능을 인정하여 '제7의 영양소' 라고 불린다. 식이섬유는 체내에서 소화도 되지 않고 흡수도 되지 않는 물질이지만 우리 몸에 없어서는 안 될 중요한 성분이다. 식이섬유는 물리화학적 성질에 따라 크게 수용성과 불용성으로 나누어진다. 불용성 섬유질은 셀룰로오즈(cellulose), 헤미셀룰로오즈(hemicellullose) 그리고 리그닌(lignin) 등으로 주로 식물세포의 구성성분에 해당하며, 수용성 식이 섬유질은 과실류의 펙틴(pectin), 식물성 검류(gum), 해조류의 다당류 등이 여기에 속한다. 섬유질은 에너지를 거의 공급하지 못하고 체내의 구성성분이 되지도 못하지만 우리 몸에서 중요하고 다양한 기능을 가지고 있다.

식이섬유의 첫 번째 기능은 대장운동을 정상화시키고 대장건강의 유지에 도움을 주는 것이다. 섬유소는 대변의 양을 증가시키고 배변의 속도를 빠르게 하여 변비를 예방할 뿐만 아니라 소화조건을 좋게 하여 치질, 과민성대장증후군, 대장게실 등의 위험도를 낮춰 줄 수 있다. 그러나 변비를 예방하기 위해 섬유질을 섭취 할 때에는 두 가지 원칙이 있다. 하나는 섭취하는 섬유질의 종류가 물을 많이 머금을 수 있는 함수성이 좋은 섬유질이라야 한다는 것이다. 콩나물, 고사리, 부추, 옥수수, 많이 익은 김치와 같은 함수성이 낮은 리그닌 계통의 섬유소는 질기고 거칠기만 할 뿐 변비예방효과가 별로 없다. 반면 양상추, 당근, 오이, 브로콜리, 양배추 등 주로 샐러드에 많이 들어가는 잎이 많은 채소류가 함수성이 풍부한 헤미셀룰로오즈 계 섬유질로 자신의 무게보다 거의 30~40배나 많은 수분을 흡수하기 때문에 대변의 부피를 증가시켜 배변을 원활하게 한다. 두 번째 원칙은 섬유질을 많이 섭취할 때는 물도 함께 많이 마셔야 섬유질의 변비치료효과가 극대화된다는 것이다. 또한 섬유질이 대장의 대표적인 기능성

질환으로 알려진 과민성대장증후군의 증상완화에도 도움을 줄 수 있다.
식이섬유의 두 번째 기능은 콜레스테롤을 낮추어 주고 혈당을 조절해 주
는 것이다. 우선 섬유질 자체가 열량이 거의 없고 부피가 커서 포만감을
오래 지속시켜주기 때문에 비만한 사람들의 경우 충분한 섬유질의 섭취가
열량이 많은 다른 종류의 음식을 적게 섭취하도록 도와주는 역할을 하며
몸무게 조절에도 도움을 준다. 또한 위장관 내에서 포도당의 흡수를 지연
시켜 당뇨환자의 혈당을 내리는데 도움이 되며 콜레스테롤과 같은 영양물
질들의 흡수를 방해하여 콜레스테롤 수치뿐 아니라 나쁜 콜레스테롤(LDL)
도 낮추어 주어 고지혈증 환자에게 도움이 된다. 식이섬유의 세 번째 기능
은 몸속으로 들어온 여러 가지 발암 물질이나 독성물질들을 희석하거나
이들의 흡수를 방해하는 작용이다. 대변이 대장에 오래 머물게 되면 여러
가지 발암물질과 독성물질들이 대장의 점막과 접촉하는 시간이 길어지게
되어 대장점막을 자극한다. 충분한 섬유질과 수분의 섭취는 발암물질과
독성물질의 농도를 희석시키고 이들의 대장점막과 접촉하는 시간을 줄여
준다. 이와 같이 대장암의 예방에도 도움을 준다고 할 수 있다. 마지막으
로 건강한 몸무게를 유지하도록 도와 주는 것이다.

　하루 권장 식이 섬유질의 양은 비전분성 다당류 기준으로 1일 16~24g
을 권장하며, 총 식이섬유 기준으로 1일 27~40g을 권장하고 있다(세계보건
기구, WHO). 그러나 한국인의 식이섬유질 섭취량은 일반적으로 우리가 생각
하고 있는 것보다 훨씬 적다고 하며 남녀 대학생을 대상으로 한 조사에서
하루 식이 섬유질의 섭취량이 15.2~20g 정도였고 특히 청소년의 경우에

는 10g 정도로 권장량의 절반에도 미치지 못하고 있다고 한다(국민건강 영양
조사). 그러므로 자라나는 아동과 청소년 그리고 젊은 성인의 경우에는 식
단에서 섬유질의 섭취를 조금 더 늘리는 것이 바람직하지만 그렇다고 섬
유질의 섭취가 무조건 많을수록 좋은 것은 아니다. 일반적으로 남자(30~
38g)가 여자(21~25g)보다 많은 양이 필요하며, 변비나 치질, 혈당이 높거나
콜레스테롤이 높은 사람에 많이 필요하다.

✳ 섬유질이 많은 음식은 다음과 같다 :

1) 완두, 콩, 땅콩류(beans, peas, almonds, nuts)

(2) 밀, 곡물(wheat, bran, grain)

(3) 견과류(dried fruit, raisin)

(4) 딸기류(raspberries, blackberries, strawberries)

(5) 사과류(plums, pears, apples)

(6) 바나나, 체리(bananas, cherries)

(7) 옥수수(corn)

(8) 당근, 감자(carrots, potato)

(9) 브로콜리(broccoli)

(10) 배추, 녹색야채류(cabbage, sprouts, spinach, kale, collards,

    swiss chard, turnip greens)

9. 장과 면역 (Intestine and immunity)

몸의 면역 시스템의 최전선에서 우리의 적을 막아 일하는 세포를 NK세포(Natural killer cell)라고 하는데 이 NK세포가 체내에 제일 많은 곳은 장으로 이 면역세포의 70퍼센트가 집중되어 있을 뿐 아니라 두뇌세포만큼 많은 신경세포가 있다. 그러므로 장을 건강하게 지키는 일은 매우 중요한 일이라고 할 수 있다.

장을 건강하게 하려면 1) 장을 12시간 휴식하도록 한다 : 저녁 식후 아침 식사 전까지 간식을 하지 않는다. 2) 유산균을 섭취한다 : 유산균은 장의 면역력을 높이며 노화를 막아주고(파스퇴르 연구소 Elie Metchnikoff) 장내세균의 조절로 체내 환경을 재건(균형)하며 비만을 방지할 수 있다(워싱턴 대학 Jeffrey Gordon). 3) 자주 웃는다 : 웃음은 장을 스트레칭시키는데 침울한 사람의 옆에만 있어도 NK활성이 저하된다면 폭소는 NK활성을 10배 올린다고 한다.

장을 쉬게 하고 자기 몸에 맞는 유산균을 매일 섭취하고 작은 스트레스에서 벗어나 크게 웃는 것이 모든 병으로부터 몸을 지키는 지름길이다.

10. 청결 (Cleanliness)

청결은 우리의 집, 직장 뿐 아니라 우리의 몸과 마음 모두 필요한데, 우리의 주변에는 세균뿐 아니라 음식, 약, 식기(환경호르몬) 등을 통한 다양한 독소가 있어 식중독이나 설사병 등을 일으킬 뿐 아니라 여러가지 전염병 (장티푸스, 간염 등)과 호흡기질환(인플루엔자 등)이 발생하게 된다. 그러므로 몸을 청결하게 유지하는 것이 중요하며 특히 외출 후 손을 깨끗이 씻고 양치질 (소금물)하여 질환을 예방해야 한다. 특별히 손의 청결이 전염병의 예방에 중요함을 명심해야 한다.

11. 하나님 말씀과 위장건강 (Bible and gut health)

하나님의 말씀 속에 우리가 건강을 지킬 수 있는 지혜가 있다. 소화기 건강(음식 등)에 대한 하나님 말씀을 정리해 보자.

하나님은 우리에게 풍성한 먹거리를 제공해 주셨다. "내가 온 지면의 씨 맺는 모든 채소와 씨가 진 열매 맺는 모든 나무를 너희에게 주노니 너희 식물이 되리라"(창세기 1:29). "무릇 산 동물은 너희의 식물이 될지라 채소 같이 내가 이것을 다 너희에게 주노라"(창세기 9:3). 이를 잘 선택하고 조리하여 건강을 지키는 것은 우리의 몫일 것이다. 그러나 우리는 음식에도 탐욕이 있어 생활습관병과 대사증후군 등의 질환이 생기는 것이다. "네가 만일 음식을 탐하는 자이거든 네 목에 칼을 둘 것 이니라 그의 맛있는 음식을 탐하지 말라 그것은 속이는 음식이니라"(잠언 23:2-3). "꿀을 보면 족하리만큼 먹으라 과식함으로 토할까 두려우니라"(잠언 25:16). 기름진 음식은 혈관에 콜레스테롤을 쌓이게 하여 심혈관과 뇌질환을 일으킨다. "이스라엘 자손에게 고하여 이르라 너희는 소나 양이나 염소의 기름을 먹지 말 것이요 스스로 죽은 것의 기름이나 짐승에게 찢긴 것의 기름은 다른 용도로 쓰려니와 결단코 먹지 말지니라"(레위기 7:23-24). 더욱이 성경에서 금하는 것 중 제일 위험한 것은 피를 먹는 일(기생충, 균, 독소로 인해 패혈증 유발)이다. "너희는 기름과 피를 먹지 말라 이는 너희의 모든 처소에서 너희 대대로 지킬 영원한 규례니라"(레위기 3:17). "너희의 사는 모든 곳에서 무슨 피든지 새나 짐승의 피를 먹지 말라"(레위기 7:26). "오직 그 피는 먹지 말고 물 같이 땅에 쏟을 것이며"(신명기 12:16). "우상의 제물과 피와 목매 죽인 것과 음행을 멀리 할지니라 이에 스스로 삼가면 잘되리라"(사도행전 15:28). 말씀 중에는 돼지를 먹지 말라는 경고가 있는데, 덜익힌 돼지에는 유구낭미충(갈고리촌충)이 있어 성충이 되면 길이 5m의 큰 촌충이 되어 척추 등 신경계와 내부 장기를 손상시켜 두통, 간질, 시각장애, 구토, 복통 등의 심각한 증상을 일으킬 수 있다. "돼지는 굽이 갈라져 쪽발이로되 새김질을 못하므로 너희에게 부정하니 너희는 이 고기를 먹지 말고 그 주검도 만지지 말라 이것들은 너희에게 부정하니라"(레위기 11:7-8). 쇠고기에 기생하는 민촌충은 66℃면 죽지만 돼지에 기생하는 갈고리촌충은 77℃ 이상이 되어야 죽기 때문에 돼지고기(삼겹살)는 날로 먹어서는 안되고 잘 익혀 먹어야 한다. 모든 음식은 하나님이 주신 것이니 우리가 말씀에 순종하여 지혜롭게 택하되 감사함으로 받아 건강하게 우리에게 맡겨진 일들을 감당해야 할 것이다. "식물(음식)은 하나님이 지으신 바니 믿는 자들과 진리를 아는 자들이 감사함으로 받을 것이니라"(디모데전서 4:3). "볼지어다 내가 문 밖에 서서 두드리노니 누구든지 내 음성을 듣고 문을 열면 내가 그에게로 들어가 그와 더불어 먹고 그는 나와 더불어 먹으리라"(요한계시록 3:20).

12. 활성산소 (산화스트레스; Oxidative stress)와 항산화제 (Antioxidant)

수명에 영향을 미치는 요소 중 중요한 사실은 우리 몸이 받은 손상이 누적되어 영향을 준다는 것인데 이 중 대표적인 것이 활성산소이다. 즉 우리 몸은 정상적인 대사과정에서 부수적으로 생성되는 활성산소에 의하여 지질, 단백질, 핵산 등 세포구성 성분의 산화적 스트레스를 받게 되고 이러한 손상들이 축적되어 노화와 죽음에 이르게 된다는 것이다. 최근 산화작용에 의한 해독으로 노화된다는 설이 다양한 연구 보고에서 설득력을 얻고 있다. 산소는 우리의 생명을 유지하는 데 필수적인 요소이지만 우리 몸이 과다한 산소에 노출되면 세포가 산화되고 손상되기도 하는데 이러한 산소를 '활성산소' (유해산소)라고 한다. 우리가 호흡하여 마시게 되는 산소의 약 2%가 활성산소로 전환되며, 우리 몸 안에서 해독작용과 면역작용 등 중요한 역할도 하고 있으나, 오염된 환경, 흡연, 스트레스 등 필요 이상의 활성산소가 몸 안에 증가하면 오히려 정상 생체조직을 공격하여 세포에 손상을 초래하기도 한다. 활성산소가 원인이 되어 생기는 병은 매우 다양하다. 심장질환(고혈압, 동맥경화), 뇌질환(뇌졸중, 파킨슨씨병), 성인병(당뇨병), 위장 질환(간염, 위,십이지장 궤양, 염증성 장염), 호흡기 질환(천식), 피부 질환(기미, 주근깨, 아토피성 피부염) 그리고 신장 질환, 백내장, 류마티스에 이르기까지 많은 질병이 활성산소와 이로 인한 생체 내 산화스트레스와 관련이 있으며 인간의 생명을 단축하고 노화를 촉진하는 원인으로 작용한다고 알려져 있다. 피부에 주름이나 검버섯이 생기는 노년의 징후나 눈이 침침해지는 노안의 진행에도 활성산소가 깊숙이 개입돼 있다는 것이 여러 연구로부터 밝혀지고 있다. 활성산소에 의한 손상은 젊을 때는 대부분 생체가 가지고 있는 방어 능력으로 회복되지만, 나이가 들면 활성산소에 의한 손상이 많아지고 그 효과가 누적되어 세포나 조직의 기능을 저하시키게 되는데, 장시간에 걸쳐 나타나는 이러한 현상이 노화과정인 것이다. 활성산소는 대부분 음식물을 섭취해 에너지로 바꾸는 신진대사 과정에서 생기게 된다. 그러나 우리 몸에는 활성산소를 해가 없는 물질로 바꿔 주어 우리 몸이 노화되고 손상되는 것을 막아주는 항산화 물질(antioxidant)도 있어 활성산소의 무제한 증가를 막아 준다. 한 예로 1858년 프랑스 남서부의 피레네산맥 북쪽 루르드(Lourdes)에서 암으로 죽어 가던 14세의 소녀가 샘물을 먹고 살아나, 이를 '성모의 기적'이라 부르며 지금도 년 500만 명의 난치병 환자가 방문하는 루르드샘이 있다. 전문가들에 의해 이 물을 분석한 결과 다량의 게르마늄(Ge^{32})을 함유하고 있음이 밝혀졌는데, 이 게르마늄이 항산화제인 것이다. 항산화제는 인체 내에서 만들어지는 것과 외부에서 섭취할 수 있는 것으로 나눌 수 있다. 인체 내에서 만들어지는 항산화제로는 SOD(Superoxide Dismutase), 카탈라제, 글루타치온 퍼옥시다제 등의 효소 등이 있으며 외부에서 섭취할 수 있는 것으로는 비타민 C, 비타민 E, 베타카로틴(B-carotene) 등의 비타민과 셀레니움(Se), 망간(Mn), 아연(Zn) 등의 미네랄이 있다. 이 외녹차와 적포도주 등에 들어 있는 폴리페놀(polyphenol) 등이 대표적인 항산화제다. 이들 항산화제들은 활성산소의 독작용을 제거하여 생체를 보호하고 있는데, 항산화 물질이 활성산소를 적절히 제거하지 못할 경우 축적되는 활성산소에 의해 여러 가지 질병이나 노화가 초래된다.

이와 같은 활성산소로 인한 피해를 줄이려면 일단 활성산소의 생성을 최소화시켜야 하는데, 과도한 음주, 흡연, 과로, 스트레스 등은 반드시 피해야 하며 공해, 자외선, 식품첨가물 등 각종 유해환경에 노출되는 것을 최소화해야 한다. 많은 음식을 섭취할수록 그만큼 많은 양의 활성산소가 만들어지므로 소식을 하고 규칙적으로 적당한 운동을 하는 것이 바람직하며 비타민과 미네랄이 풍부하게 들어 있는 신선한 야채와 과일을 많이 섭취하고 커피 대신 녹차를 마시는 것이 좋다. 특히 나이가 들면 SOD 등 체내의 항산화 효소들은 점점 저하되고 활성산소가 더 많이 만들어져 야채나 과일 섭취만으로 충분한 활성산소를 제거하기 어렵게 되므로 항산화 성분이 풍부한 비타민 C나 셀레니움 등을 복용하는 것도 한 방법이다.

천연항산화제로는 비타민(C, E, 엽산), 녹차(catechin), 카레(curcumin), 적포도주(resveratol)가 있으며 합성 항산화제로서 glutathione유도체, microquinone, superoxide dismutase, Necro X 등이 동물실험 중이며 치료물질로서의 개발이 진행 중이다. 항산화 효과가 뛰어난 과일로는 크랜베리, 포도, 체리, 딸기, 블루베리, 사과, 배, 바나나 등이 있으며, 항산화효과가 뛰어난 야채로는 비트, 시금치, 브로콜리, 양배추, 당근, 피망, 콜리플라워, 토마토, 콩 등이 있다. 아직까지는 질병과 관련하여 활성산소의 작용원리 등에 대한 정확한 이해와 접근이 부족한 상태에 있어 많은 연구가 필요하나, 적당한 운동과 좋은 식습관 그리고 자기 수양 등으로 평소 건강을 유지하여 노화를 방지하는 노력이 필요할 것이다.

5

5장_ 젊음의 유지 Maintenance of youth

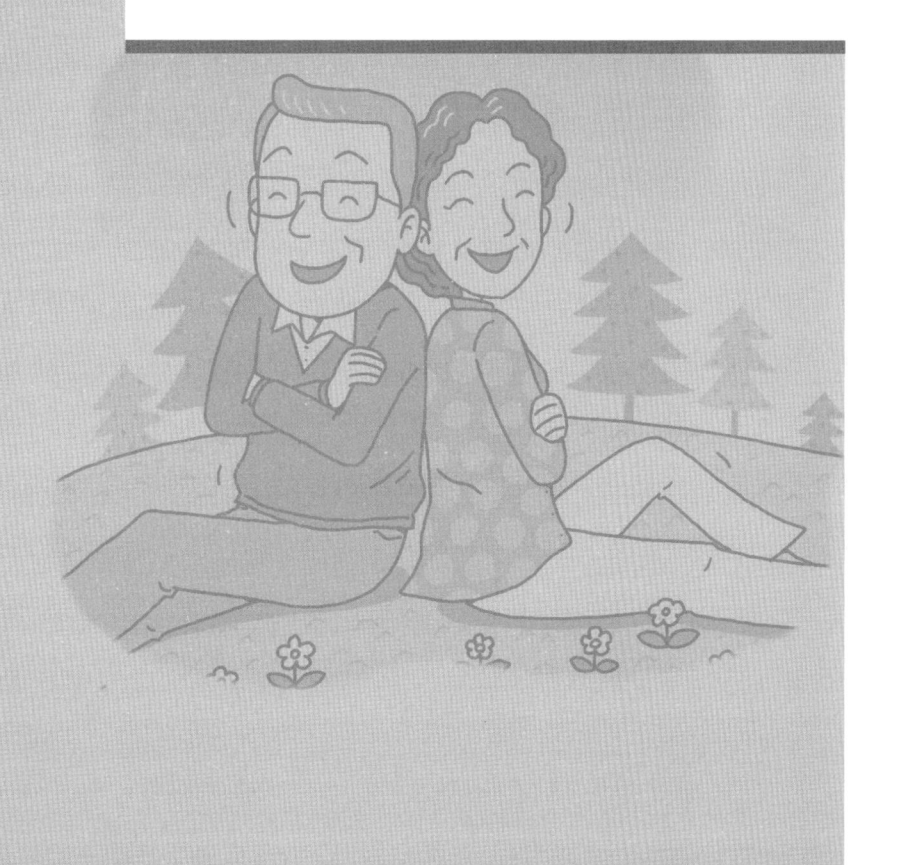

5장 _ 젊음의 유지

1. 젊음의 유지 (Maintenance of youth)

오십대까지 건강을 잘 지킨 사람은 그대로 건강을 잘 유지하면 백세를
보장한다고 한다. 즉 젊음을 유지하는 것이 정신적, 육체적으로 우리를 강
하게 유지시켜 준다는 것이다. 나이가 들면서 가장 건강에 해로운 일은 고
립되는 것인데 홀로 지내는 사람은 심장병으로 사망할 위험이 80%나 되
고 고립된 사람들은 2~3년 내에 사망하지만 강한 사회망(social network)을
유지하는 사람은 질병에 대한 저항력이 증가되고 면역체가 좋아져 건강유
지에 도움을 준다고 한다(Harvard 대학연구). 그러므로 가족과 강한 네트워크
를 가지고 누군가를 사랑하고 격려하며 친밀한 관계 속에서 섬기며 사는
사람은 스트레스 극복이 쉽고 행복하며 건강한 삶을 유지할 수 있다. 노인

이 사회망(social network)을 유지하는 좋은 방법 중 하나는 규칙적인 스포츠 활동으로 이를 통해 친구를 사귀고 같은 열정을 나누면 정신력과 육체가 활성화될 수 있다. 즉 진정으로 건강한 삶이란 단지 건강을 위한 식사와 운동과 정신훈련뿐 아니라 가족, 친구들과의 네트워크가 중요하며 스스로 고립되지 말고 가족, 친지와 함께 하루를 시작하고 마치는 것이 중요하다. 중국 설화에 아버지가 세 아들을 각기 다른 계절에 떠나 보내 계절에 따른 나무의 변화를 통한 행복한 삶의 비밀을 알리려 한 이야기가 있다. 나무의 진정한 존재 가치를 판단하기 위하여는 어느 한 계절만으로는 부족하듯, 삶의 기쁨과 행복과 사랑을 알기 위하여는 생의 마지막까지 지켜보고 판단해야 한다. 이처럼 우리의 인생도 어떻게 마무리 짓는가가 중요하며 이를 위해 가족과 친지에 투자하는 일이 가장 중요한 일일 것이다. 젊음을 유지하는 일은 혼자서는 불가능하며 가족, 친지 등과 함께 할 때 가능한 일인 것이다. 오래전부터 전해 내려오는 정식(正食 : 바른식사), 정동(正動 : 바른운동), 정면(正眠 : 바른수면), 정식(正息 : 바른호흡), 정심(正心 : 바른마음)의 건강오정법(健康五正法)이야말로 젊음을 유지하는데 중요할 것이다.

2. 건강을 위한 좋은 습관 (Good Health Habits)

우리의 삶을 위한 중요한 습관은 식생활, 생활양식 그리고 정신건강을 유지하는 것이다.

(1) **건강하고 바른 식생활**(The best diet for health) : 편식을 하지 않고 균형 잡힌 식사(well balanced diet)를 하는 것이 중요하며 아침식사를 거르지 않는 규칙적인 식생활(일정한 시간에 식사)을 습관화해야 하는데 취침 4시간 전에는 식사를 마치도록 해야 한다. 특히 저녁식사 후 12시간(아침까지)은 물 이외는 먹지않는 것이 중요한데 이는 NK(Natural Kiler) 세포가 가장 많이 함유하고 있는 장을 쉬게 하는 것이다. 우리에게 필요한 필수영양소로는 탄수화물, 단백질, 지방이 있다. 탄수화물 50%, 단백질 30%, 지방 20%를 섭취하는 것이 좋은데, 미국인은 지방 섭취율을 점차 낮추고 있는데 비해 한국인은 40% 정도로 30년 전에 비해 배나 늘었다. 우리 국민의 패스트푸드 이용 실태를 조사한 결과 79%가 일주일에 한 번 이상 이용한다고 하니(2001년) 심혈관계 질환의 주범인 포화지방산(saturated fat), 트랜스지방산(transfat), 육류, 육가공류 등 동물성지방(cholesterol)의 섭취를 줄이고 채소, 해조류, 과일을 많이 섭취하는 노력이 필요하다(고깃국의 경우 냉장한 후 기름을 제거한 후 섭취). 특히 3대 식품군 중 어느 하나를 제한하는 식이요법은 효과가 없음을 염두에 두어야 한다. 잘못된 식생활은 많은 질병(특히 심장병, 고혈압 등 각종 생활습관병은 식사와 밀접한 관련)을 일으킬 수 있으므로 올바른 식습관을 가져야 하며 잘못된 것을 아는 순간부터 고쳐야 한다. 이외 당분(sugar)과 염분(sodium)이나 소금(salt)에 절인 음식을 줄이고 비타민(Vitamins)과 항산화제(antioxidants)를 보충하는 것이 중요하다. 건강에 도움을 주어 자주 섭취를 권하는 야채와 과일은 항암효과가 강한 라

이코펜(lycopene)을 함유한 빨간색(tomato, grape fruit, guava), 눈과 피부에 좋은 베타카로틴(beta carotene)을 함유한 주황색(carrot, mango, pumpkin, sweet potato), 항산화효과가 강한 베타 크립토산틴(beta cryptoxanthin)을 함유한 노란색(orange, papaya, peach, pineapple), 항암효과가 강한 이소치오시아네이트(isothiocyanate)를 함유한 초록색(avocado, broccoli, cabbage, cauliflower, green pepper, spinach), 항산화효과가 강한 안토시아닌(anthocyanine)을 함유한 파랑-보라색(berries, eggplant, red pepper, red wine) 그리고 항암효과가 강한 알리신(allicin)을 함유한 흰색음식(garlic, onion) 등이 있다.

(2) 바른 생활양식(Good lifestyle) : 건강하고 바른 생활양식을 위해서는 정신, 신체, 사회적으로 건강해야 한다. 즉 긍정적인 삶(positive attitude), 하나님과 그리고 사람들과의 좋은 관계(good relationship)가 중요하고, 바른 식사(eat right)와 규칙적인 운동(stay active)을 하며 바른 수면(sleep right)을 유지해야 한다. 모든 것은 자신의 선택이라는 생각을 하고 나름대로의 규정(매일 할 일, 일주일에 3~5회 할 일, 금지할 일)을 정해 놓고 실천하는 것이 중요하다. 예부터 에너지소모와 수명이 관계가 있다고 하며, 특별히 소식(小食)이 좋다고 한다. 바른 식생활만큼 중요한 것이 규칙적인 운동으로서, 운동으로 체력을 강화시키면 건강증진뿐 아니라 질병과 손상을 예방할 수 있고 수명도 연장된다는 연구보고가 있다(미국 쿠퍼클리닉). 또한 규칙적인 운동이 대사기능과 뇌기능

을 향상시키고 노화로 인한 뇌기능 상실을 줄여준다고 하며, 운동과 정신건강의 긍정적인 관계(긴장과 불안의 감소, 우울증의 개선, 자긍심의 향상)도 과학적으로 규명되었다. 운동의 효과는 체력 증진뿐 아니라 면역체계 강화, 심혈관계 강화, 폐기능 향상, 수면 촉진, 스트레스 관리, 몸무게 조절, 생활의 활력소 등 셀 수 없이 많다. 또한 운동으로 개선 가능한 질환으로 고혈압, 고지혈증, 당뇨병, 호흡기 질환, 신장 질환, 우울증 등을 들 수 있다.

(3) **정신건강**(Mental health) : 우리의 몸은 정신과 육체로 나눌 수 있으며 정신과 육체와 건강은 밀접한 관계가 있다. 즉 우리의 정신 상태가 육체에 지대한 영향을 끼치며 육체의 건강 상태도 정신에 영향을 미친다. 그러므로 정신이 맑고 건강해야 건강한 육체를 유지할 수 있고 육체가 건강해야 정신도 건강한 것이다. 우리의 뇌에는 300~1,000억 개의 신경세포(neuron)가 신경교세포(glia cell)와 어울려 배열되어 있으며 1개의 신경세포는 정보를 수집, 처리하고 수천 개의 다른 신경세포와 정보를 전달하는데, 이들은 시냅스(synapse)를 통해 연결되어 네트워크를 형성하고 있다. 그러므로 우리의 뇌안의 시냅스의 수는 수조에 달하며 이 수는 우주의 별과 비교되므로 '우리의 뇌는 우주다' 라고 표현하는 것이다. 이와 같이 뇌의 활동에 가장 중요한 신경세포는 나이가 들수록 줄어든다고(세포예정사 programmed cell death) 생각해왔으나 훈련을 통해 70세 이후에도 신경세포의 증식이

가능하다는 보고가 있다. 또한 나이든 후에도 대뇌피질이 성장한다는 연구결과도 보고되었다. 실제 고령의 나이에도 상당한 성취를 이룬 사람들이 있다. 77세에 은퇴하여 노인클럽에서 소일하던 해리 리버만(Harry Lieberman, 1880~1983)은 자원 봉사하던 젊은이의 핀잔으로 깨우침을 얻고 그림을 그리기 시작하여 107세 소천할 때까지 22회의 전시회를 열어 '미국의 샤갈'이라는 극찬을 받았으며, 이 새로운 일은 그의 마지막 인생을 더욱 풍요롭게 장식해 주었다. 그 유명한 판타지아의 지휘자 레오폴트 스토코프스키(Leopold Stokowski)는 94세에 6년간의 녹음계약을 할 정도의 의욕을 가졌다. 현재 99세인 미국의 구스타파 버러스(Gustava B Burrus)는 97세에 미국 리치몬드(Richmond) 고등학교를 졸업하며 '나의 꿈을 이루었다(My dream has come true)'라고 말했다. 97세까지 목표를 향해 전진해 온 그의 뇌는 아마도 젊은 사람의 뇌를 유지하고 있다 해도 과언이 아닐 것이다. 이와 같은 뇌의 건강을 위해서는 뇌의 훈련은 물론이지만 뇌에 필요한 충분한 영양과 수면, 적당한 운동이 중요하다. 뇌의 훈련을 위해서는 무엇보다도 긍정적인 사고를 가지는 것이 중요하며 항상 감사한 마음을 갖고 다른 사람을 배려하는 등 바른 삶을 영위하도록 노력하며 책을 읽고 글을 쓰며 정기적으로 명상하고 계속해서 공부하는 것이 중요하다(걱정, 근심, 염려 등 부정적 사고는 우리의 정신과 몸을 모두 해치며 분노를 피하는 일이 중요한데 남에게 화내는 것은 권투선수로부터 한 주먹 맞는 것과 같은 손상을 준다고 한다). 이러한 것들을 이기기 위해 하루 30분 명상(또는 묵상

meditation)하는 것이 큰 도움을 준다. 이외 우리 주변에 많은 독소를 제거하기 위해 환경을 개선(과로, 과음, 흡연, 공해에의 노출, 약품남용 등 나쁜 습관을 피함)하고 물을 많이 마시도록 하며 채식을 늘이는 노력이 필요하다. 뇌도 몸의 다른 기관과 마찬가지로 3대 영양소를 비롯해 비타민, 미네랄, 식이섬유, 물의 균형있는 섭취가 기본이다. 많은 에너지를 소비하는 뇌는, 뇌의 자극과 기억의 저장을 위해 필요한 칼로리가 유지되어야 하므로, 금식이나 과식 모두 뇌에 해로울 수 있다. 비타민 C와 같은 항산화제가 필요하고 비타민 B군은 뇌의 대사를 정상적으로 유지하는데 도움을 주며 특히 DHA는 기억력 향상은 물론, 뇌기능을 활성화하는 작용을 하며 치매예방에도 효과적이다.

＊ **정신력을 강화시키고 뇌의 젊음을 유지하기 위해서는 매일 매일의 노력이 필요하다.**

   (1) 매일 20분 이상 걷기(매일 다른 길 택함)

   (2) 취미생활 하기

   (3) 책읽고 공부하기

   (4) 명상하기(10분 이상)

   (5) 집안 정리하기

   (6) TV시청 시간 제한하기

   (7) 비타민 보충하기

3. 운동 (exercise)

노년기에 접어들수록 운동이 부족하면 지방이 축적되어 비만이 올 뿐만 아니라 몸의 신진대사가 원활하지 못해 노화 현상이 더욱 빠르게 진행된다. 노화와 함께 근력은 20~30% 감퇴되며 활동능력은 45% 정도 감소되고 근육 세포의 대사 능력과 근섬유수의 감소로 인해 근육 기능도 저하된다. 또한 중추신경계의 퇴화와 함께 감각신경과 운동신경의 기능도 감소된다. 그러므로 나이가 들수록 규칙적인 운동과 휴식을 습관화해야 한다. 일상생활에서는 게으름으로부터 탈피하려는 노력과 몸을 항상 청결케 하며 규칙적인 산책을 하고 가능한 스포츠를 즐기는 것이 중요하다. 운동으로 체력을 강화시키면 건강증진뿐 아니라 질병과 손상을 예방할 수 있고 수명도 연장된다는 연구보고가 있다(미국 쿠퍼클리닉). 또한 규칙적인 운동이 대사기능과 뇌기능을 향상시키고 노화로 인한 뇌기능 상실을 줄여준다고 하며, 운동과 정신건강의 긍정적인 관계(긴장과 불안의 감소, 우울증의 개선, 자긍심의 향상)도 과학적으로 규명되었다. 운동의 효과는 체력 증진뿐 아니라 면역체계 강화, 심혈관계 강화, 폐기능 향상, 수면 촉진, 스트레스 관리, 몸무게 조절, 생활의 활력소 등 셀 수 없이 많다. 운동을 통해 소요되는 에너지는 탄수화물과 지방의 산화를 도와 노인의 식욕과 소화 작용을 증가시키고 심장과 폐의 기능 그리고 근육의 기능을 향상시키며 노인성 질환의 예방 및 노년기에 급속히 진전되는 노화 현상을 지연시키는 효과도 얻을 수 있다. 노년기의 적절한 운동으로 개선 가능한 질환으로 고혈압, 고지혈증,

당뇨병, 호흡기 질환, 신장 질환, 우울증 등을 들 수 있다. 어떻게 운동을 해야 하나? 일반적으로는 일주일에 4회 이상 한 번에 30분 이상의 운동을 권해 왔으나, 최근 연구에 의하면 10분씩(최소)이라도 운동하되 1일 30분을 채우면 동일한 효과가 있다고 한다. 미국 오드리 맨리 박사(Audrey Manley, Atlanta의 Spelman대학 총장 역임)는 매일 30분의 신체활동을 권하면서 한꺼번에 운동하지 못해도 짧게 여러 번 나누어 하는 것도 효과적이라고 하였다. 또한 미국 스포츠 의학회(American College of Sports Medicine) 회장을 역임한 남가주대학교의 러셀 페이트 교수(Russel Pate)는 여러 연구들을 종합하여 5분 내지 10분의 신체활동을 하루 여러 번 축적해 나가는 것이 건강과 체력에 유익하다고 결론을 내렸다(1995). 노인의 운동은 유산소 운동과 근력운동의 두 가지를 겸하는 것이 좋은데 단계적으로 강도를 높여야 한다. 유산소 운동으로는 걷기, 조깅, 자전거 타기, 등산 등이 있으며, 맨손체조나 스트레칭 등을 통해 근육을 풀어주면서 단계적으로 운동 빈도나 시간, 강도 등을 높이는 것이 바람직하다. 지루하지 않으면서 가장 간편하게 할 수 있는 운동은 걷기로서, 노인들에게는 활기차게 걷기만 해도 좋은 유산소 운동이 될 수 있다. 남가주대학의 스티븐 블레어 교수(Steven Blair)는 8년간 1,300명을 대상으로 연구하여 매일 30~60분 걷는 것으로 매주 64km의 조깅만큼의 효과를 얻을 수 있다고 보고하였으며(1989), 안드레아 라크록스 박사(Andrea LaCrox, Fred Hutchinson 암 연구센터)는 11,645명의 노인을 연구한 결과 단지 일주일에 4시간을 걷는 것으로도 심혈관질환으로 입원할 위험을 감소시킬 수 있다고 하였다(1996). 또한 노인들은 팔의 근력이 보존되어 있어야 물건을 옮기거나 도구를 사용할 수 있으며 다리근력이 보존되어 있어야 쉽게 일어날 수 있고 미끄러질 때 균형을 잡을 수 있어 노인에게 근력운동은 유산소 운동만큼 중요하다. 노화와 함께 근육조직은 감소하고 체지방은 증가하여 근력과 근지구력은 약해지고 뼈도 약해진다. 근력 강화운동은 근육을 키워 근육 기능을 향상시키고 골밀도를 높이는 운동이다. 근골격계가 강화되면 골다공증으로 인한 골절도 줄어든다(케빈 빈센트 Kevin Vincent, UF Health Stands Hospital, 2002). 근력운동은 하루 10분씩 1주일에 2~3회 정도가 좋은데(하루 이상의 간격을 둠) 근육에 무리한 힘을 가하지 않는 정도라야 한다. 효과적인 근력강화 운동을 위해서는 심폐기능을 강화시켜주는 내구성(경보, 자전거, 댄스), 근골격계를 유연하게 유지해 주는 신축성(산책, 스트레칭, 골프) 그리고 근골격계를 강화시켜주는 강도활동성(계단 걸어오르기, 팔굽혀펴기)이 필요하다. 노인에게 안전한 근력운동은 고무 밴드와 중력을 이용한 저항운동으로서 고무밴드를 이용한 스트레칭, 팔굽혀펴기, 어깨높이로 팔 들어 원그리기, 절반 쪼그려 앉기, 발가락으로 서기 등이다. 일반적으로 스트레칭을 할 때는 항상 짧은(5분 정도) 유산소 준비운동을 시행하는 것이 좋으며, 유산소 운동 후에도 짧게 관절과 근육을 유연하게 해주는 스트레칭을 하는 것이 중요하다. 또한 관절을 반복적으로 사용하거나 관절에 충격을 줄 수 있는 운동은 피하는 것이 좋다. 노인들은 면역력이 약해 호흡기 및 근골격계 질환에 쉽게 노출될 수 있기 때문에 1회 운동시간은 1시간 이내로 제한하고 자신의 신체 상태를 점검해 적당한 주기를 설정하는 것이 필요하다. 무엇보다도 개인 질환에 따른 운동 전 점검은 필수임을 명심해야 하며 몸에 이상이 느껴진다면 반드시 운동을 중단하고 전문의에게 이상 유무를 확인하고 체력에 맞는 운동을 처방받는 것이 좋다.

4. 수면 (sleep)

인간의 기초적인 생물학적 필수조건 중 하나인 수면은 건강하고 활기찬 삶에 있어서 빼놓을 수 없는 부분으로 건강한 노후를 위한 가장 중요한 요소 중 하나기 잠을 잘 자는 것이다. 수면은 에너지를 재충전하며 학습과 기억에 중요할 뿐 아니라 건강과 장수에 영향을 준다. 수면 중에 면역력이 높아져 병에 대한 자연 치유력에 영향을 미치는 등 수면은 건강 상태를 나타내는 지표가 된다. 미국의 한 연구에 따르면 하루 평균 5시간 이하의 수면을 하는 사람은 그렇지 않은 사람보다 면역력이 5배나 떨어져 질병에 걸릴 확률이 높다고 한다. 수면부족은 몸의 성장호르몬의 분비를 방해하고 체내에 노폐물 배출을 저하시켜 혈관과 피부, 두피에 여러 가지 악영향을 미치며 비만호르몬의 증가와 스트레스호르몬의 증가, 정서불안, 심장병, 노화촉진, 우울증 등 신체적, 정신적인 질병의 원인이 되기도 한다. 얼마나 잠을 자야 하나? 전문가들은 하루 7시간은 자야 한다고 하는데(West Virginia 대학의 연구에 의하면 7시간 이하의 수면은 심장병의 위험을 높인다) 8시간 이상의 수면은 오히려 나쁠 수 있다. 새벽 2시 전 후에 멜라토닌(Melatonin)이 가장 활발히 작용하는 시기이므로 새벽 2시 전에 잠자리에 들어야 하며 노인들은 가능한 늦게 잠자리에 들고 늦게 기상하도록 노력하여 가족들과의 시간을 맞추어 외롭지 않게 해야 한다. 바른 수면은 심장의 건강을 지켜 주며 암의 예방에도 도움을 주고 스트레스를 낮춰 주며 염증치유에도 좋고 기억력을 유지시켜 주며 우울증에도 도움을 준다. 특히 15~20분의 낮잠을 권하는데 낮잠 자는 동안 뇌가 회복된다는 사실은 뇌파가 알파(alpha)파(안정파)로 떨어지는 것으로 알 수 있다. 낮잠은 심장에 도움을 주며 건강을 증진시키며 기억력을 높여주고 스트레스를 치유해 주며 작업의 생산성과 행복감을 높여준다.

＊ 좋은 수면을 위한 일반적인 수칙으로는

(1) 규칙적으로 잠자리에 들고 일어나는 시간을 지킨다.

(2) 낮잠을 짧게(20분 이하) 자고 휴일에도 늦잠자지 않도록 한다.

(3) 침실은 잠잘 때만 이용하도록 한다.

(4) 규칙적인 운동을 하고 오후 늦게 가벼운 운동을 한다.

(5) 수면전에 긴장을 풀도록 한다(손발을 따뜻하게 함, 취침전 따뜻한 물로 목욕하기).

(6) 배가 고프거나 과식한 상태로 잠자리에 들지 않는다.

(7) 술, 담배, 카페인(콜라, 커피) 등을 피한다.

5. 창조적 노화 (creative aging)

삶의 어느 시기에 이르면 몸의 변화가 불가피하여 뇌를 비롯해 피부, 근골격계 그리고 몸의 각 기관이 모두 약해지기 시작한다. 그러나 이러한 몸의 변화로 우리의 정신이 제약을 받는다면 이는 우리의 큰 실책이며 이를 극복하기 위해서는 정신력이 중요하다. 우리는 평생 하던 일을 그만두어야 할 때가 있고 사회적으로도 은퇴는 이미 결정되어 있어 이러한 은퇴와 함께 우리 몸은 자동적으로 둔화되기 시작한다. 이 때 만일 스스로 특별한 취미나 일거리를 갖도록 노력하지 않는다면, 이는 노화를 촉진하는 것이다. 그러나 항상 젊게 생각하고 언제나 비전을 가지고 목표를 세워 나아가며 새로운 것을 배우는 일을 계속하면 노화의 진행을 역행하는데 도움을 줄 것이다. 아마도 이 세상에서 가장 복잡한 기계는 뇌일 것이다. 뇌의 무게는 우리 몸의 2% 정도도 되지 않지만 폐에서 섭취된 체내 산소의 20%를 뇌가 사용하며 만일 1분 이상 뇌에 산소가 공급되지 않으면 뇌세포가 사멸되기 시작하여 2, 3분이 지나면 재생이 안되고 7분 이상이 지나면 식물인간이 될 수 있다. 또한 뇌는 포도당을 산소와 함께 혈액에서 흡수하여 에너지원으로 사용하는데 하루 약 500칼로리를 소모하는데(이는 몸의 반을 차지하는 근육과 같은 소모량이다) 뇌에 포도당이 부족하게 되면 뇌의 활동이 둔해지고 혈액의 흐름이 떨어지기 시작한다. 그러므로 뇌의 건강을 위하여 아침식사를 챙겨야 하고 규칙적인 식사가 필요한 것이다. 무엇보다도 긍적적 사고가 중요한데 우리의 사고에 따라 노화 과정을 늦출 수 있다는 것이 과학적으로 증명되었다. 사람이 희망을 잃었을 때 몸에 나타나는 부정적 영향은 매우 증가하여 심장 등이 손상될 확률이 20% 정도 늘어난다고 한다. "마음의 즐거움은 양약이라도 심령의 근심은 뼈를 마르게 하느니라"(잠언 17:22) 모든 질병의 70%는 우리의 정신력에 의해 변화될 수 있다는 사실을 늘 염두에 둘 필요가 있다.

 긍정적인 사고와 태도는 심혈관계 질환의 위험을 감소시키고 수명을 증가시킬 뿐 아니라 우울증과 스트레스에 도움을 준다. 긍정적인 사고를 가진 사람들이 활동력이 강하고 섭생이 좋은 편이며 다른 사람들에게 좋은 면을 전파한다. 장수한 사람들은 대부분 낙천적이며 성공한 사람들은 능력보다는 긍적적 사고를 가진 사람들이라고 한다. 하버드대 경제학 명예교수 데이비드 렌즈(David S. Landes)는 이 시대의 성공한 사람들은 모두 낙천주의자로서 그들이 항상 옳아서가 아니라 긍정적인 생각을 하기 때문이며 그들의 긍정적 사고야말로 그들이 목적을 달성하도록 하고, 스스로 개선시켜 결국 성공에 이른다고 했다. 걱정, 근심, 염려 등 부정적인 사고는 우리의 정신과 몸을 모두 해칠 수 있으므로(실제 염려하는 일의 95%는 일어나지 않으며 5%는 우리가 할 수 없는 일이다) 부정적인 사고는 무시하거나 버리고, 건설적이고 행복한 생각으로 바꾸며, 분노를 피하는 일이 중요하다(남에게 화를 내는 것은 권투선수로부터 한 주먹 맞는 것과 같은 피해를 준다). 긍정적인 사고를 유지하기 위해서는 뉴스와 신문을 보는 시간을 최소화하고 유익한 책을 매일 1페이지라도 읽을 것을 권하며 가족들과 정서적인 시간을 갖도록 하고(음악, 영화 등) 규칙적인 운동은 물론 믿음의 삶을 유지하는 것 또한 중요하다. 그런 의미에서 하루 30분 정도 명상(또는 묵상 meditation)하는 것이 큰 도움을 줄 수 있다고 생각된다. 명상의 'Meditation'과 의학의 'Medication'은 한 단어의 차이이며 두 단어 모두 조정, 중재하다는 뜻의 mediate에서 기인되었으니 단어의 의미로도 그 중요성을 알 수 있다. 뇌의 능력을 향상시킬 수 있는 열쇠(key)는 매우 단순하여 우리가 보통 때 하지 않는 정신 영역을 사용하는 것이다(If you don't use it, you'll lose it). 우리에게는 누구나 받은 은사(talent)가 있는데 이 은사를 활용하지 않고 게으름을 피우면 그 능력이 약해지고 자신도 점차 쇠퇴해진다. 그러므로 나이가 들어도 새로운 일(능력)에 흥미를 가지고 생산적인 일을 하며 배우고 도전하여 개발해나가는 것이 뇌기능을 향상시키는 창조적 노화의 길(creative aging)일 것이다. 즉 1) 마음(mind)을 분주하게 유지(계산, 토론, 음악, 새로운 일을 배운다) 2) 육체(body)를 건강하게 유지(건강한 육체와 건강한 뇌는 밀접한 관계가 있다) 3) 건강한 습관 유지(술, 담배, 카페인 등 나쁜 습관은 최소화한다) 4) 고립됨을 피하기(외로움과 공허감은 뇌를 쇠퇴시킨다) 5) 제2의 인생 계획(10년 이상의 새로운 인생주기를 설계한다)으로 노년기를 준비할 필요가 있다.

6. 기억 (memory)

기억이란 우리가 경험한 것을 특정 형태로 저장하였다가 나중에 재생 또는 재구성하는 현상이다. 외부로부터 들어온 기억은 대뇌피질에 전달된 후 신경세포가 자극되고 이를 연결하는 시냅스가 변화되어(기억되는 내용에 맞춰 시냅스의 수가 증가되거나 고정된다) 기억이 뇌에 남는 것(시냅스설, Synapse theory)이다. 나이가 들면서 누구나 겪게 되고 제일 먼저 느끼는 변화 중의 하나가 기억력의 감퇴이며 노화와 더불어 기억력이 저하되는 것은 어쩔수 없는 현상이다. 이러한 기억력의 감퇴는 나이가 들면서 점차 신경세포와 시냅스의 수가 감소되기 때문이다. 또한 기억과 학습을 담당하는 뇌의 해마(hippocampus)가 파괴되기 시작하기 때문에 기억력이 감퇴되며, 스트레스도 뇌신경세포의 손상을 초래하여 기억력 감퇴의 원인이 된다.

일반적으로 기억력 향상을 위해서는 기억하는 대상에 흥미를 갖도록 하고 감각을 활용하며(책읽기, 연상하기) 정기적인 휴식(충분한 수면)이 중요하다. 기억력 향상에 도움을 주는 물질은 아세틸콜린이라는 신경전달물질인데 콩, 두부 등에 많다. 재미있는 사실은 식사 2시간 후에 뇌의 기억력을 높이는 섬유아세포 증식인자(Fibroblast growth factor)가 가장 활발하다는 보고가 있다. 또한 음식을 잘 씹을 때 뇌가 활성화되고 사고력과 집중력을 높이는 호르몬의 분비가 왕성해 진다고 하며, 이러한 노력들이 치매의 예방에도 도움이 되는 것이다.

＊ 기억력을 유지하기 위한 방법

(1) 독서와 공부 : 글을 읽는 것이 단기 기억을 장기 기억으로 전환시켜 기억력을 잃지 않게 도와주며 메모도 기억의 용량을 늘려주므로 늘 메모하는 습관도 중요하다.

(2) 운동 : 걷기 등 가벼운 운동이 경추를 자극하여 뇌 혈류량을 2배 증가시켜 기억력 유지에 도움을 주며 주 5회, 하루 30분 이상 가벼운 운동을 습관화 하는 것이 좋다.

(3) 휴식 : 수면 중 습득한 지식과 정보가 뇌 측두엽에 저장되므로 하루 7시간 이상의 수면이 중요하고 정기적인 휴식이 도움이 된다.

⑷ 음식 : 콩, 두부뿐 아니라 커피, 녹차 등에 함유되어 있는 카페인이 중추신경을 흥분시켜 의식조절장치를 자극하여 단기기억을 향상시키며, 연어, 고등어 등 생선에 풍부한 오메가 3 지방산과 적포도주, 호두 등에 풍부한 폴리페놀(항산화제)이 뇌세포를 유해산소로부터 보호해 기억력 향상에 도움을 준다.

⑸ Vitamin C : Vitamin C는 뇌에서 독성 플라그가 축적되는 것을 용해시켜 기억력 향상에 도움을 주므로 Vitamin C가 많이 함유된 야채와 과일을 섭취하는 것이 좋다.

7. 성인 예방접종 (adult immunization)

⑴ **독감(Influenza)** : 독감 바이러스는 A형, B형, C형으로 분류되며 매번 유행을 탈 때마다 변이를 일으키기 때문에 매년 새로 개발된 백신을 주사한다. 예방접종으로 100% 예방을 장담하지는 못하지만 감염되어도 증상을 경미하게 하며 치유시간을 단축하고 감염성이 저하되는 효과를 볼 수 있다. 일반적으로 50세 이상 성인은 10, 11월에 접종 받을 것을 추천한다.

⑵ **폐렴 사슬알균** : 폐렴 사슬알균은 폐렴, 뇌수막염의 원인이 될 수 있으며, 폐렴구균 백신의 경우 폐렴을 완전히 방어해 주지는 못하지만 심각한 폐렴 구균 감염증을 줄여주는 효과가 있으므로 백신 접종

의 대상이 되는 경우에는 접종하는 것이 좋다. 65세 이상의 성인은 모두 추천하며, 평생 1회(단백결합백신) 투여하나 면역저하 환자의 경우 5년마다 재접종(다단질백신)을 권한다.

(3) 대상포진 : 대상포진 예방주사는 이미 그 바이러스를 가지고 있는 사람에서 재발을 방지하기 위하여 맞는 주사라는 점에서 다른 예방 주사와 차이가 있다. 대상포진 예방 주사는 60세 이상의 연령층에서 추천되며 다른 예방접종과 4주 이상 간격을 두어야 한다. 효과는 4년 정도 지속되지만 모든 사람에게 다 효과가 있는 것은 아니며 재발을 완전히 예방하지 못하는 경우도 있으나, 재발 시 경하게 앓거나 신경통의 후유증이 심하지 않게 하는 것을 목적으로 한다.

(4) 파상풍, 디프테리아 : 영유아 때부터 파상풍, 디프테리아, 백일해에 대한 예방접종을 정기적으로 권하고 성인에서는 10년마다 파상풍과 디프테리아 예방접종을 권하며, 노인에서는 적응증이 되는 사람에게 투여하나 65세 이상의 노인에서 백일해 접종의 안전성에 대해서는 알려진 바 없다.

(5) A형 간염 : A형 간염은 유행지로 여행을 가거나 집단 활동을 할 때 예방접종이 필요하나 한국인은 나이가 증가함에 따라 감염에 의해 항체가 생겼을 가능성이 높아지기 때문에 40대 이후는 일반적으로 추천하지 않는다.

8. 스트레스 (Stress)

스트레스란 'Stringer'(팽팽하게 죄다)라는 라틴어에서 유래된 말로서 일반적으로 생체에 가해지는 여러 가지 해로운 인자나 자극에 대하여 나타나는 긴장상태를 말하며, 우리의 삶의 일부라고 할 정도로 모든 사람이 경험하는, 아마도 현대에서 가장 흔히 사용되는 단어일 것이다. 스트레스의 원인으로는 외적요인(신체적요인, biogenic stressor)으로 소음, 빛, 공간 등의 물리적 환경, 사람들과의 관계, 조직사회 등 사회적 환경 생활 속에서 발생할 수 있는 원인과 내적요인(정신사회적, psycho-social stressor)으로 생활양식, 부정적 또는 경직된 사고, 개인의 특성(완벽주의자, 일중독 등) 등을 들 수 있다. 스트레스 학설을 제창한 한스 젤리에(Hans Selye)는 스트레스에는 긍정적 스트레스(positive stress, eustress)와 부정적 스트레스(negative stress, distress)의 두 종류가 있다고 한다. 사람이 감당할 수 없는 과도한 스트레스는 나쁜 스트레스이지만 좋은 스트레스는 일의 추진력을 높여주고 인간의 잠재력을 극대화시키는 수단이 되는데, 즉 적당한 운동을 할 때 느끼는 스트레스는 우리의 건강에 긍정적으로 작용하지만 불쾌감, 걱정, 염려 등에 의한 스트레스는 건강을 해치게 되는 것이다. 그러므로 유스트레스는 늘리고 디스트레스는 줄여야 한다. 스트레스를 받으면 우리 몸은 세 단계로 받아들이는데, 첫째 스트레스를 인지하는 단계(alarm stage)와 두 번째 스트레스를 극복하는 단계(resistance stage)를 통해 잘 극복하면 오히려 일의 능률이나 신체 건강 등 자기 발전에 도움이 된다. 그러나 스트레스를 잘 극복하지 못하면 세 번째 단계(exhaustion stage)로 발전하여 여러 가지 증상이나 질병을 유발하게 된다. 스트레스는 급성, 급성 간헐적, 만성으로 분류하기도 하는데 일시적 염려 등 정서장애나 두통, 흉통 등의 육체자극에 의해 급성으로 나타나기도 하고 빈곤, 외상, 가정문제, 직장과 사업문제 등에 의해 만성으로 나타나기도 한다. 우리에게 스트레스는 육체적 또는 정서적 영향을 준다. 규칙적인 생체리듬을 잃게 하고 우울증에 빠지게 한다. 때로는 불필요하게 과식하게 만들고 스트레스와 싸우는 영양소를 잃게 만들어 감기 등 질병에 대한 저항력을 저하시켜 감염, 심장질환 또는 암 등의 사망원인이 되기도 한다. 암환자의 70%는 수년 전 큰 스트레스를 받은 병력이 있다고 한다. 스트레스가 없는 삶은 불가능하겠지만 우리의 삶 속에서 스트레스를 최소화시킬 수는 있으며 지혜롭게 극복할 수 있다.

　

＊ 추천할만한 스트레스의 극복은 다음과 같다 :

　⑴ 스스로 변화시킬 수 있다는 생각을 가질 것

　⑵ 규칙적 운동과 휴식으로 건강한 몸을 유지할 것

　⑶ 감정적, 육체적으로 맞서야 하나 너무 과민하게 반응하지 말 것

　⑷ 수용과 직면으로 물리적인 반응을 조절할 것

　⑸ 명상, 음악감상 등으로 긴장을 풀 것

　⑹ 음식(술, 담배, 카페인 등)을 조절할 것

　⑺ 가족, 동료들과의 함께할 것

10. 행복호르몬 (Happy hormone)

세로토닌(serotonin)은 뇌의 솔기핵(raphae nuclei)에서 분비되는 모노아민 (monoamine)계 신경전달물질(neurotransmitter)로서 조절기능(스트레스, 충동, 분노 등), 기억력향상, 생기와 의욕을 불러일으키는 등 well-being에 큰 영향을 미치므로 '행복호르몬'(happy hormone)으로 불리우며, 정신건강과 육체 건강의 중요한 요소라고 할 수 있다. 세로토닌을 활성화하는 가장 좋은 방법은 'Good behavior' 즉 규칙적 식사와 활동(걷기, 복식호흡, 씹기, 취미생활 등), 숙면, 웃기, 기도, 묵상, 친구와 이야기 하기, 남에게 조언하기 등이다. 무엇보다도 규칙적으로 걷는 것이 최고의 운동요법으로 활기차게 걸으면 발과 온몸의 신경들이 골고루 자극되어 뇌에서 세로토닌의 분비가 촉진된다. 걸을 때에는 약 30분 정도 햇빛을 쪼이며 걷는 것이 좋다. 또한 숙면은 가장 좋은 세로토닌 강화법 중 하나다. 7시간 정도의 수면이 좋고 숙면을 취해야 하는데 이를 위해서는 저녁에 운동과 목욕, 수면양말, 따끈한 우유 한 잔 등의 방법이 도움이 된다. 세로토닌을 많이 함유하고 있는 음식은 호두, 파인애플, 바나나, 키위, 서양자두(plums), 토마토 등의 과일과 생선이다. 세로토닌 분비가 낮을 때 분비를 촉진시키는 아미노산을 트립토판(Tryptophan)이라고 하는데, 이는 계란, 우유, 요구르트, 견과류, 콩류, 생선, 고기, 칠면조 등에 풍부하게 함유되어 있다. 적절한 영양의 유지가 필요하며 과식, 과다한 사탕과 소다음료는 피해야 한다.

하나님 말씀 중 "화평케 하는 자는 복이 있나니 저희가 하나님의 아들이라 일컬음을 받을 것임이요"라는 마태복음 5장 9절 말씀은 우리가 이 세상을 살아가는데 좋은 지침이 된다. 첫째 하나님과, 둘째 이웃과, 셋째 나 자신과 화평해야 하며, 넷째 물질과 환경과의 좋은 관계를 유지해야 한다는 뜻이다. 우리나라에는 예부터 전해 내려오는 좋은 건강법이 있는데, 이를 '1무(無) 2소(少) 3다(多)' 라고 하여 일무는 담배를 피우지 않는 일, 이소는 식사를 적게 하고 술을 적게 마시는 것, 삼다는 많이 운동하고(다동 多動) 많이 자고(다면 多眠) 사람과 접촉을 많이 하는 것(다접 多接)이다. 최근에는 다망(잊기), 다식(호흡), 다설(배설) 등을 붙여 '5다(多) 또는 6다(多)' 라고 하기도 한다. 그러므로 적절한 운동과 더불어 식생활의 개선, 그리고 삶의 습관을 바르게 함으로 삶의 질을 높일 뿐 아니라 질환도 예방할 수 있을 것이다.

6

6장_ 삶과 죽음 Life and death

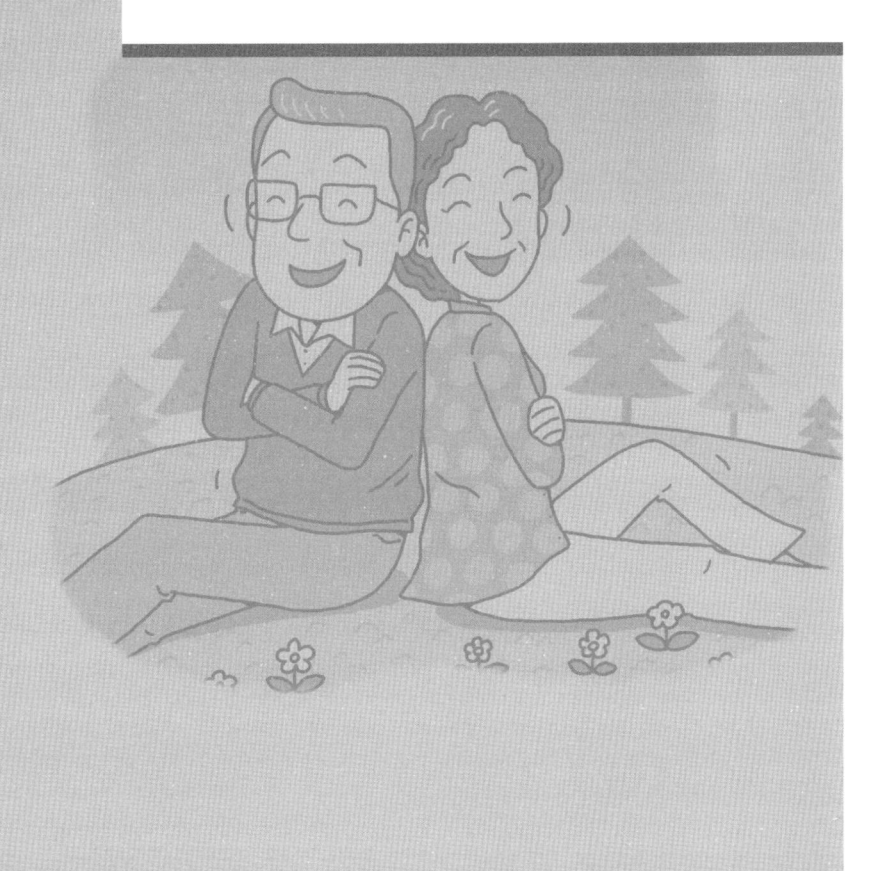

6장 _ 삶과 죽음

서론 (Introduction)

어느덧 살아온 나이보다 살아가야 할 날 수가 점점 적어지는 삶의 시점에 와 있음을 부인할 수 없다. 그러한 의미에서 누구에게나 어김없이 찾아오는 죽음에 대해 미리 생각하고 준비하는 것 또한 우리의 남은 인생의 삶을 더욱 가치있고 풍성한 삶으로 이끌 수 있을 것이라고 생각한다. 우리는 예전에 죽으면 저 세상으로 가서 살게 된다고 믿었다. 유교에서는 죽음을 대자연의 법칙에 의한 신귀과정으로 보고 있고, 불교에서는 죽음을 윤회의 경지로 풀고 있으며, 기독교의 부활사상은 죽음을 새로운 시작으로 여긴다. 이와 같이 죽음에 대한 태도나 반응은 개인이나 종교에 따라 다르게 해석될 수 있다. 최근 노인들의 평균 수명이 크게 늘어나고 있는 가운데 우리나라도 죽음의 문턱에 있는 환자들을 돌보기 위한 여러 시설과 호스

피스와 같은 자원봉사자들의 활동 또한 활발해지고 있음을 알 수 있다. 그러나 무엇보다도 자신의 죽음을 의연하게 받아들이고 삶을 아름답게 마무리 함으로써 마지막 성장을 이룰 수 있다는 것을 깨닫는 환자는 평온하게 그 시간을 보낼 수 있을 것이다. 미국에서는 죽음학(Thanatology)이 1963년 대학의 교과목으로 채택되어 죽음에 관한 종교, 심리, 철학, 간호, 의학, 사회학 등 여러 방면의 전문가들이 공동으로 연구를 시작하였다. 우리는 여행을 계획할 때 인터넷이나 관련 책자를 통해 정보를 얻으려고 노력할 뿐 아니라, 떠나기 전 집안 정리 등 필요한 준비를 한다. 그러므로 장거리 여행이라고 할 수 있는 죽음으로의 여행을 위한 사전준비는 아무리 해도 지나치지 않을 것이다.

1. 사람은 어떻게 죽는가? (How We Die?)

인간은 누구나 태어나서 자라고 성숙한 후 노쇠해지고 죽게 되는데, 연구 보고에 의하면 매년 전 세계적으로 5,600만 명이 사망한다고 한다(세계보건기구 WHO, 2012). 최근의 10대 사망원인은 그 순위에 다소 차이가 있으나 우리나라와 서구간의 큰 차이가 없으며, 역시 생활습관병이 주종을 이루고 있고, 현재 우리나라의 성인 사망원인 중 가장 많은 병은 암, 뇌혈관 질환, 심장질환으로 이는 서구의 3대 사인과 같다. 즉 심장병(Heart Disease), 뇌졸중(Stroke), 암(Cancer), 만성폐질환(Chronic respiratory diseases), 사고(Accidents) 등의 순이며 이외 폐렴, 간질환, 감염질환(에이즈 등), 자살, 알츠하이

머병(치매) 등이 10대 사망원인으로, 이들 질환은 노화와 관계가 깊다. 밀턴 에릭슨(Milton Erickson, 미국 Wayne 대학)은 인생을 8단계로 나누고 마지막 단계인 노년기를 인생을 총 정리하는 자아통합의 시기로 보았으며, 이 시기에 통합이 잘 이루어진 성숙한 사람은 죽음을 담담하게 받아들이게 된다고 하였다. 즉 죽음을 깊이 이해할수록 우리 노년의 삶을 더욱 구체화시키며 자신의 삶에 대해 지혜롭게 대처할 수 있을 것이다. 실존주의 신학자 폴 틸리히(Paul Johannes Tillich)는 그의 저서 《존재에의 용기》에서 죽음을 정면으로 바라보며 그 가면을 벗길 때 불안과 공포가 사라질 수 있음을 지적하고 있다.

이 시점에서 성경의 말씀 한 절을 인용하려고 한다. "내일 일을 너희가 알지 못하는도다. 너희 생명이 무엇이뇨 너희는 잠깐 보이다가 없어지는 안개니라". 즉 우리는 피조물이며 유한한 존재이고 죽음은 이미 예고된 것이다. 그러므로 우리는 죽음에 대해 미리 공부하고, 그것을 준비하는 과정이야말로 마땅히 치러야 할 과제임을 깨달아야 한다.

2. 죽음의 단계 (Five stages of grief)

죽음을 받아들이는 사람에는 두 부류가 있는데, 죽음을 모든 것의 마지막이라고 생각하는 사람들과 죽음 뒤에 오는 부활사상을 믿음으로 죽음을 새로운 시작으로 여기는 사람일 것이다. 인간의 죽음에 대한 연구에 일생을 바친 영국의 정신과 의사 엘리자베스 퀴블러 로스(Elizabeth Kubler Ross,

1968~2004)는 말기 환자 500명을 인터뷰하며 그들의 이야기를 담아낸 《On Death and Dying》에서 죽음에 임박한 모든 사람들은 부정(denial), 분노(anger), 타협(bargaining), 우울(depression), 수용(acceptance)의 5단계 과정을 밟는다고 하였다. 또한 엘리자베스 퀴블러 로스는 그녀의 장례식 때 죽음 이후의 새로운 생애를 상징하는 나비를 날려달라고 부탁하였으며 (인간의 육체는 영원불멸의 자아를 둘러싸고 있는 껍질에 지나지 않으며, 따라서 죽음은 존재하지 않고 다른 차원으로의 이동일 뿐이다) 죽음의 단계에 기대와 희망(anticipation and hope)을 추가하였다. 헨리 나우웬(Henry Nouwen)은 그의 저서 《죽음, 가장 큰 선물》에서 '사랑은 죽음보다 강하다' 라고 표현하였고 부활신앙의 중요성을 강조하였다. 개인적으로 중환자실에서 임종을 맞게 되는 사람들과 그 가족을 접하면서 죽음을 바라보는 시각의 변화가 중요함을 깨닫곤 한다. 사람은 잘 사는 것도 중요하지만 잘 죽어야함은 언급의 여지가 없을 것이다. 결국 죽음 앞에서 우리의 최종적 문제는 영혼의 문제이며, 죽음에 대한 깨달음이 줄 수 있는 최고의 선물은 우리의 시간의 생명이 다하는 날 영원한 생명을 선물로 받게 될 것이라는 믿음의 확신일 것이다.

3. 임사체험 (Near death experience)

죽음은 탄생과 마찬가지로 삶의 한 부분이며 지금까지의 삶을 마무리하는 완성의 시간이 될 수 있다. 천국에 대한 소망을 가지고 있을 때, 우리의 인생 가운데 주어진 것들을 감사하며, 잘못을 뉘우치고, 함께 했던 사람들과 사랑의 관계를 회복하며, 더 아름다운 영생을 기대하고 희망할 수 있을 것이다. 천국에 다녀왔다고 주장하는 사람들(의학적으로는 임사체험으로 본다)에게서 공통점을 발견할 수 있다. 임사체험에 대한 연구는 1975년 임사체험을 경험한 153명을 인터뷰하여 죽음 후의 생명(Life after death)을 저술한 정신심리학자 레이먼드 무디박사(Raymond Moody, West Georgia College)에 의해 시작되었다. 2001년 네덜란드 연구자들이 심폐소생술로 회생한 344명에 대한 연구 결과를 보고하였는데 사례자의 18%인 62명이 임사체험을 했다고 한다. 이후 종양학 전문의인 제프리 롱 박사(Jeffrey Long)가 임사체험연구재단(Near Death Research Foundation)을 설립하고 1,300여 명의 체험자들을 대상으로 방대한 설문조사를 실시하여 2010년에 발표했다(Evidence of the Afterlife). 또한 유럽의 25개 의료기관에서 3년간 15,000명의 체험자를 대상으로 체외이탈경험의 결과를 영국 의학지 《Lancet》에 보고하였다(AWARE project). 최근 뇌사상태에서 7일만에 죽음을 체험하고 살아온 하버드 신경외과 전문의 이반 알렉산더(Evan Alexander)가 사후세계를 경험하고 2012년 《Proof of Heaven》을 출간했는데, 그는 자기가 경험한 사후세계가 뇌가 만들어 낸 환상이 아니라 의식 밖에서 실제로 일어난 일이고 우리의 의식이나 영혼이 뇌에 존재하는 것이 아니라고 주장했으며 죽음은 끝이 아니라 변화라고 말했다. 이와 같은 임사체험자들의 공통점은 1) 죽었다는 인식(reality of death) 2) 긍정적인 감정(peace & painless) 3) 유체이탈 (out of body) 4) 터널통과(tunnel), 5) 밝은 빛과 교신(being of light) 6) 천국관찰(visions of heaven) 7) 가족, 친지와 재회(meet family) 8) 압도적 사랑(overwhelming love) 9) 생의 재검토(life

review) 등이다. 한편 영국 정신과 피터 팬윅 박사(Peter Fenwick)는 죽음으로
서 한 사람의 삶이 완성된다고 하였으며(Art of Dying), 심리학자 Lyne Ann
Des-pelder는 우리의 삶이 죽음으로 끝나는 것이 아니라 죽음을 벽으로
볼 것인지 문으로 볼 것인지에 대해 질문을 던지고 있다.

4. 죽음을 어떻게 맞이할 것인가? (How to cope with death)

죽음은 개별적으로 찾아오며 예측치 못한 때에 오기 때문에 우리는 늘
우리의 죽음에 대해서 준비해야 한다. 돌이켜보니 삶과 죽음의 문턱에 서
있는 환자들과 함께한 세월이 어느덧 사십여 년이 되어가고 있다. 인간의
생명이 시작되고 끝나는 모습을 지켜보며 의사로서의 내 인생의 여정에서
이제는 "죽음"이라는 단어가 꽤 익숙해질 때도 되었건만 지금도 막상 치
료가 불가능한 환자들 앞에서 생명의 상실을 맛보아야 하는 그 나약함이
오히려 삶을 포기한 환자들보다 더 힘들 때가 있음을 부인할 수 없다. 말
기 암 환자의 경우 환자의 정신적인 대응에 따라 치료의 반응이나 예후가
달라지게 되는데 지나온 생을 후회하는 것은 환자 모두에게 해당된다. 하
지만 다가오는 죽음을 의연하게 받아들이고 정리하는 환자와 남은 생에
끊임없이 집착하며 안간 힘을 쓰는 환자의 양극의 환자를 만날 때 단지 병
을 치료하는 의사이지만 새삼 깨닫게 되는 것이 많다. 가장 인상적이었던
환자는 투병 중 더 이상 연명키 힘들다고 판단한 후 자신의 몸을 해부학
교실에 기증하겠다고 결심한 환자이다. 아마도 그는 죽음에 대한 준비를

잘 마쳤으리라는 생각이 든다. 또한 인간은 전인적인 존재이기 때문에 죽어가는 과정도 전인적이며, 말기 환자의 돌봄도 전인적이어야 한다. 죽음이 삶을 마무리하는 완성의 시간이 될 수 있도록 환자의 신체적 돌봄뿐 아니라 정신적, 사회적, 영적 돌봄도 중요할 것이다. 한편 알폰스 디켄 교수(Alfons Deeken)는 죽음을 맞이하는 환자의 죽음은 의료인, 가족 그리고 친지들과의 관계적 맥락에서 이해되고 다뤄져야 한다고 역설하였다(죽음을 어떻게 맞을 것인가?). 젊은 시절 그저 치료해 주는 것만이 나의 책임을 다 하는 것이라 생각하였을 때가 있었다. 그때에는 죽어가는 환자를 바라보며 내 능력의 한계와 부족함으로 한 사람의 생명을 잃을 수 있다는 엄청난 두려움이 나 자신을 위기에 가두었던 적이 있었다. 그러나 요즈음에는 의학도의 길을 걷고 있는 후진들에게 환자를 치료해 준다는 개념보다는 가족과 같이 돌봐주어야한다는 개념으로 권면하고 있다. 세월이 흐르며 경륜있는 의사의 자세는 죽음을 앞에 둔 환자들에게 그 죽음을 평화롭게 맞이할 수 있도록 돌보아 주는 일이 무엇보다 중요한 사명이며, 그와 함께 한 가족들에게 새로운 희망과 삶의 자세로 격려해 주는 일 또한 의사의 책임임을 깨닫게 된다. 진정한 생명의 존엄성을 인식하는 의사라면 삶의 모든 단계에서 환자에게 도움을 줄 수 있어야 할 것이다. 그러한 의미에서 죽음의 상실을 눈앞에 둔 자들에게 죽음을 준비할 수 있도록 도와줄 수 있는 의사로서 나의 소명이 남은 인생의 마지막 도전이요 진정한 삶의 해답이 될 수 있기를 소원해 본다.